U0305501

饌
工厂

人体的奥秘

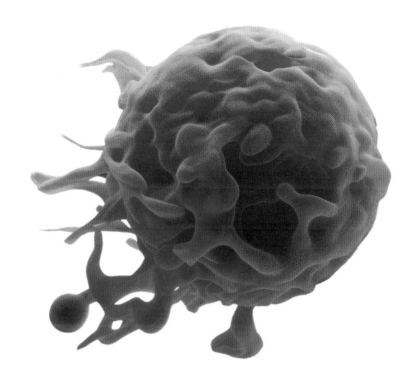

英国Future出版公司　著

曾宪坤　译

SPM 南方传媒　广东人民出版社
·广州·

图书在版编目（CIP）数据

人体的奥秘 / 英国 Future 出版公司著 ； 曾宪坤译.
广州 ： 广东人民出版社，2024. 9. -- ISBN 978-7-218
-17880-6

Ⅰ．R32-49

中国国家版本馆CIP数据核字第 2024UH2934 号

著作权合同登记号：图字19-2024-174

Live Science How Your Body Works

© 2020 Future Publishing Limited

本书中文简体版专有版权经由中华版权代理有限公司授予北京创美时代国际文化传播有限公司。

RENTI DE AOMI

人体的奥秘

英国 Future 出版公司　著　曾宪坤　译

出 版 人：肖风华

责任编辑： 吴福顺
责任技编： 吴彦斌　马　健

出版发行： 广东人民出版社
地　　址：广州市越秀区大沙头四马路10号（邮政编码：510199）
电　　话：（020）85716809（总编室）
传　　真：（020）83289585
网　　址：http://www.gdpph.com
印　　刷：天津睿和印艺科技有限公司
开　　本：787毫米 × 1092毫米　1/16
印　　张：9　　字　数：195千
版　　次：2024年9月第1版
印　　次：2024年9月第1次印刷
定　　价：68.00元

如发现印装质量问题，影响阅读，请与出版社（020-87712513）联系调换。
售书热线：（020）87717307

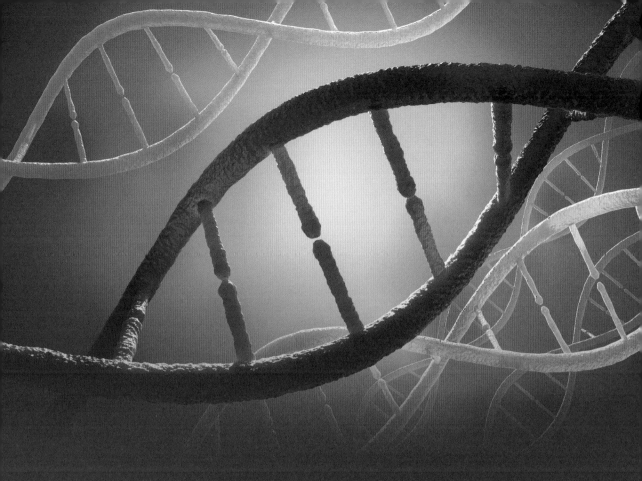

欢迎来到
《人体的奥秘》

▼

如果你曾好奇你身体里数万亿的细胞是如何协同工作来维持你的生命的，那么这本书会给你答案。通过这本书，你会了解复杂的神经元网络是如何控制我们的思想和行为的，以及人体的各大系统是如何执行重要功能的，比如保持我们的血液循环、控制我们的肌肉运动、保护我们免受伤害……

在这本书中，你还会发现一些关于我们身体的怪异又奇妙的事情，而科学对这些事情尚未给出定论：从存在的——比如为什么我们会笑、做梦和哭泣，到琐碎的——比如为什么富含蛋白质的一餐会导致"肉汗"。继续往下读，来对人体和构成你的一切做一个全新的认识吧！

目录

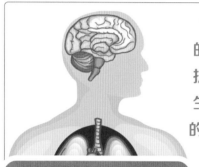

"生物体内的各大系统执行着日常生活所必需的特定功能"

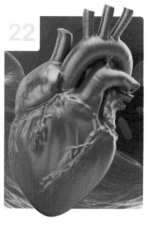

22

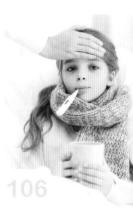

106

137

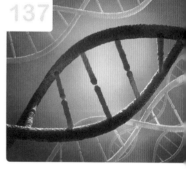

34

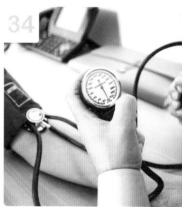

系统和器官

从头到脚的琐事

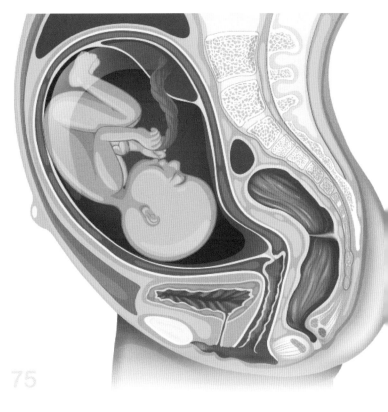

75

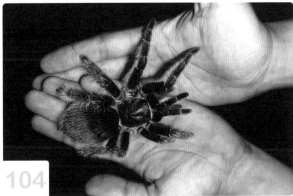

104

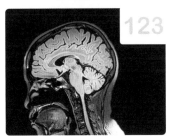

123

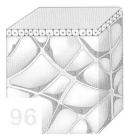

96

奇怪的人体

人体

人体就是，嗯，组成你的一切！

■ 撰文：蕾切尔·雷特纳（Rachael Rettner）

人体的基本组成部分有头部、颈部、躯干和四肢。我们的身体由一系列生物系统构成，它们执行着日常生活所必需的特定功能。

循环系统的工作就是让血液、营养物质、氧气、二氧化碳和激素在全身流动。循环系统包括心脏、血管和广泛的血管网络（静脉、动脉和毛细血管）。

消化系统由一系列相互连接的器官组成，它们让身体得以消化分解和吸收食物，并排出废物。消化系统包括口腔、咽、食管、胃、小肠和大肠。肝脏和胰腺也在消化系统中发挥作用，因为它们会产生消化液。

内分泌系统包括八大腺体，它们会分泌激素到血液中。这些激素会随着血液到达不同组织，调节不同的身体机能，例如新陈代谢、生长和性功能。

免疫系统是身体对抗可能有害的细菌、病毒和其他病原体的防御体系。它包括免疫器官（胸腺、骨髓、脾脏、淋巴结）、免疫细胞（白细胞、巨噬细胞等）和免疫分子（补体、免疫球蛋白等）。

淋巴系统包括淋巴管道、淋巴组织和淋巴器官，也在身体防御中发挥作用。它的主要工作是产生和移动淋巴液，这种无色透明的液体含有白细胞，能帮助身体抵抗感染。淋巴系统还会将身体组织中多余的淋巴液转移到血液中。

神经系统既控制有意识行为（例如有意识的动作），也控制无意识行为（例如呼吸），并发送信号到不同的身体部位。中枢神经系统包括大脑和脊髓。周围神经系统包括将身体其他所有部位连接到中枢神经系统的所有神经。

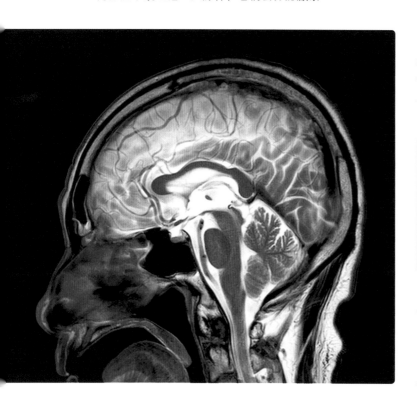

你知道吗？

人体会发出少量的可见光，但不足以让我们的眼睛察觉到

"身体系统对日常生活起着至关重要的作用"

重要器官

人体有五个器官对维持生命至关重要
它们是大脑、心脏、肾脏、肝脏和肺

大脑

人的大脑是身体的控制中心，它通过神经系统和激素与其他器官交换信号。它负责我们的思想、感觉、记忆存储以及对世界的一般感知。

肺

肺负责搬运我们吸进体内的氧气，把氧气转移到血液中，血液再把氧气输送到细胞中。我们呼气时，肺也会排出二氧化碳。

心脏

人的心脏负责向全身输送血液。

肝脏

肝脏有许多功能，包括去除有害化学物质、代谢药物、过滤血液、分泌胆汁和产生凝血蛋白。

肾脏

肾脏的作用是清除血液中的废物和多余液体。血液经过肾脏滤过、重吸收、分泌三个基本过程，形成尿液。

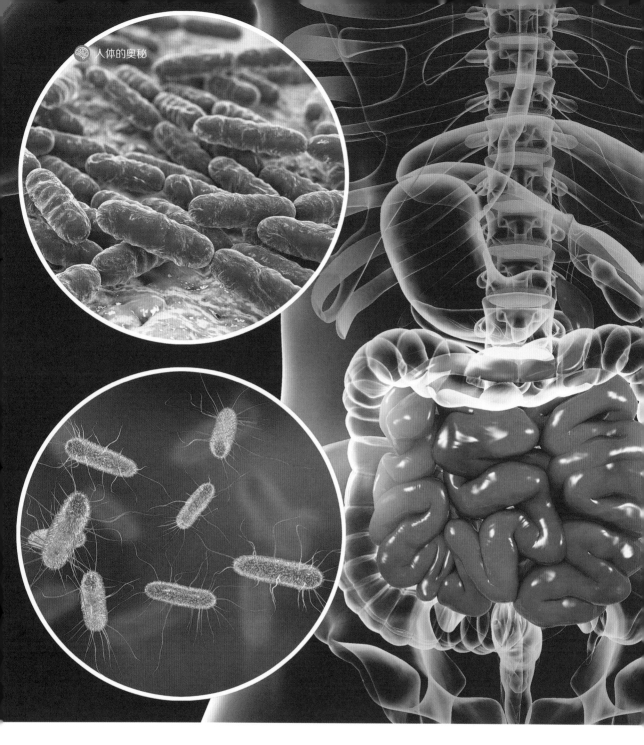

人体的肌肉系统包括大约 600 多块肌肉，它们帮助运动、血液流动和其他身体功能。肌肉分为三种类型：骨骼肌，附着在骨骼上，帮助完成有意识动作；平滑肌，分布在器官内部及血管壁，帮助运送物质；心肌，分布在心脏内，帮助心脏泵血。

生殖系统让人类得以繁殖。男性生殖系统包括阴茎、前列腺、附睾和产生精子的睾丸等。女性生殖系统包括阴道、子宫，以及产生卵子的卵巢等。在受孕期间，精子与卵子融合产生受精卵，

受精卵在子宫中着床和生长。

骨骼系统支撑着我们的身体，人体包括 206 块骨头，这些骨头通过肌腱、韧带和软骨相连。骨骼不仅帮助我们运动，还参与血细胞的产生和钙的储存，钙是一种必需的营养物质。

呼吸系统让我们得以吸入至关重要的氧气并排出二氧化碳，这个过程我们称为呼吸。呼吸系统主要由呼吸道和肺组成。

泌尿系统帮助清除人体内代谢产生的废物，

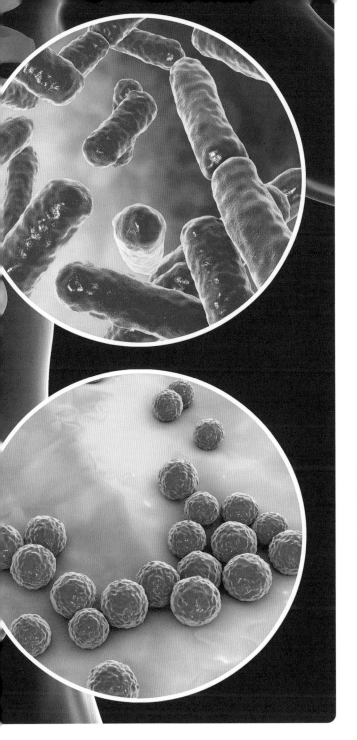

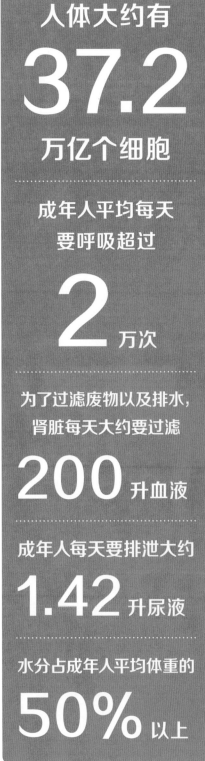

人体大约有

37.2

万亿个细胞

成年人平均每天
要呼吸超过

2 万次

为了过滤废物以及排水，
肾脏每天大约要过滤

200 升血液

成年人每天要排泄大约

1.42 升尿液

水分占成年人平均体重的

50% 以上

如尿素，这是蛋白质被分解时产生的。

泌尿系统包括双侧肾脏、双侧输尿管、膀胱和尿道。由肾脏产生的尿液通过输尿管进入膀胱，然后通过尿道排出体外。

皮肤系统，或者说皮肤，是人体最大的器官。它保护我们不受外界的伤害，是我们抵御细菌、病毒和其他病原体的第一道防线。我们的皮肤还能帮助调节体温，并通过排汗排出废物。除了皮肤以外，皮肤系统还包括毛发和指甲。

系统和器官

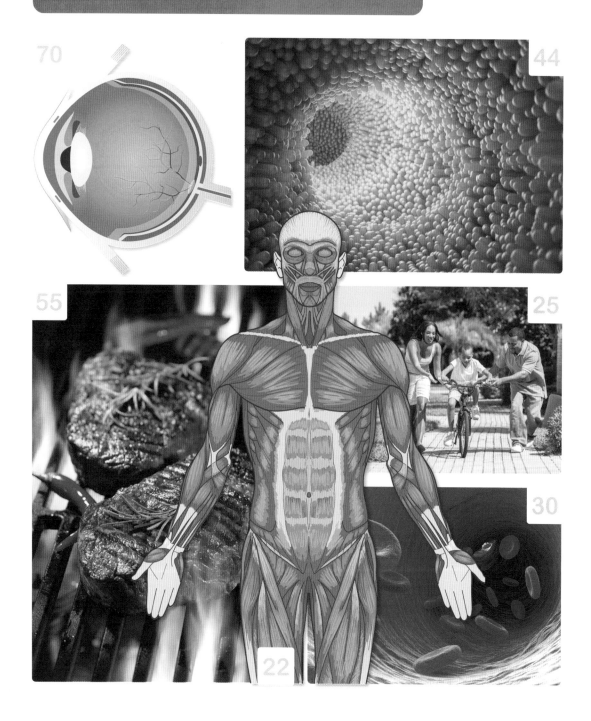

70

44

55

25

30

22

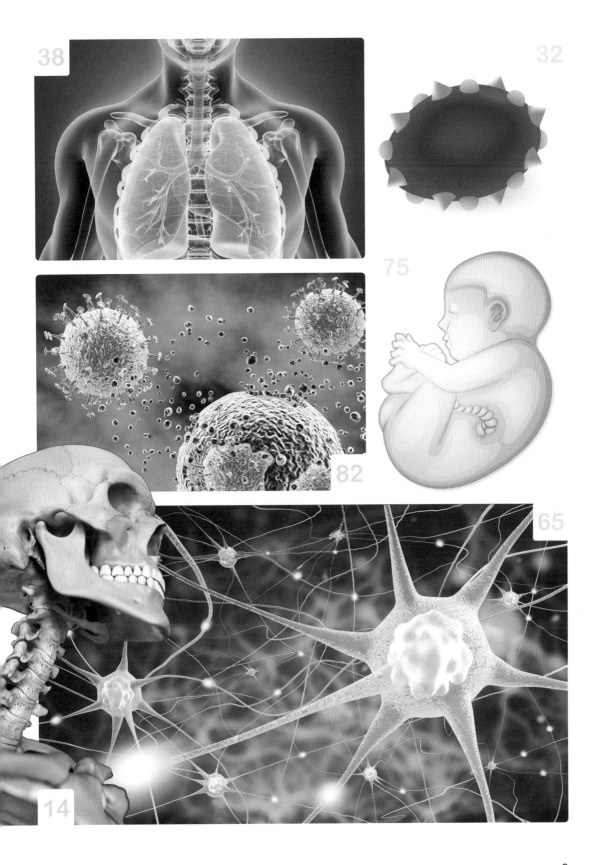

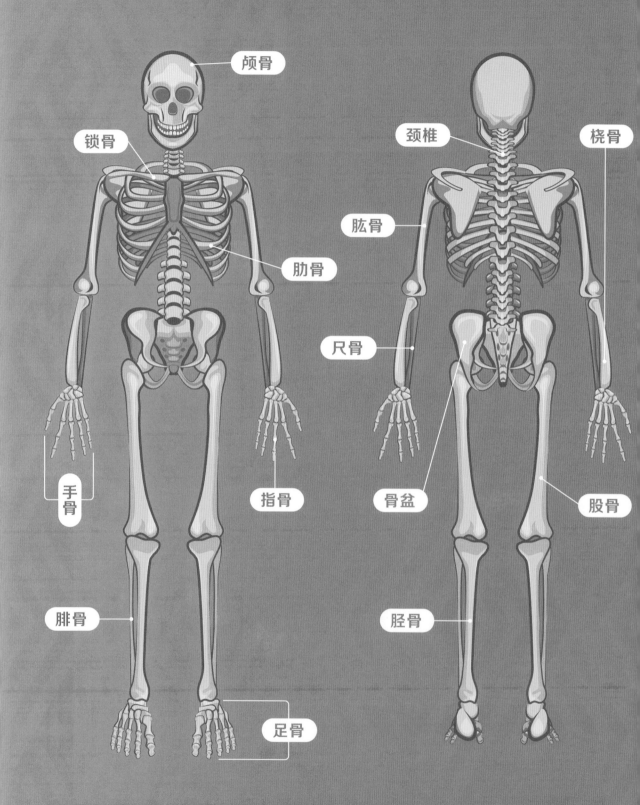

颅骨

锁骨

肋骨

手骨

指骨

腓骨

足骨

颈椎

桡骨

肱骨

尺骨

骨盆

股骨

胫骨

骨骼系统

骨骼系统发挥着重要的作用——支撑、运动、保护、血细胞生成、钙的储存和内分泌调节，使我们得以生存

■ 撰文：金·安·齐默尔曼（Kim Ann Zimmermann）

成年人的骨骼系统包括 206 块骨头，以及由肌腱、韧带和软骨组成的网络，是它们将骨骼连接起来。

体内有脊柱（由椎骨构成）的动物被称为脊椎动物，实际上在地球上属于少数群体。多达 98% 的动物是无脊椎动物，这意味着它们体内没有骨骼或脊椎。

一个人的骨骼数量并非出生后就一成不变。婴儿出生时有大约 300 块骨头，其中一些会随着身体发育而融合在一起，成年后就只有 206 块骨头了。平均而言，人类男性会在十几岁时停止发育，女性会在月经周期开始两年后停止发育。这时候，骨头上的生长板通常会闭合，骨头不再生长。

成年女性和男性的骨骼有一些不同，主要是为了适应分娩。例如，女性的骨盆更平、更圆、更大。通常女性耻骨下角可达 90~100 度，男性则为 70~75 度。

虽然骨骼在体外会变脆，但在体内却非常有活力。根据健康线网站（Healthline）的资料，循环系统中的血管网为骨骼系统提供营养物质，骨骼系统还被神经系统所包围。

典型的骨头有着致密而坚韧的外层，接下来是一层骨松质，更轻，还有轻微弹性。一些骨头的中间是果冻状的红骨髓，根据《默沙东诊疗手册》（Merck Manuals）中的讲解，那里会不断产生新的血液细胞。牙齿被认为是骨骼系统的一部分，但它们不算是骨头。牙齿由牙本质和牙釉质组成，牙釉质是人体内最坚硬的物质。牙齿在消化系统中也起着关键作用。

根据美国国家医学图书馆（National Library of Medicine，简称 NLM）的资料，骨骼系统有两个不同的部分：中轴骨和附肢骨。中轴骨总共有 80 块骨头，包括脊椎、胸骨、肋骨和颅骨。NLM 指出，中轴骨将重量从头部、躯干和上肢传递到与臀部相连的下肢，帮助人类保持直立姿势。根据 NLM 的资料，附肢骨总共有 126 块骨头，包括与躯干相连接的肢带骨和上下肢。它们的功能是使行走、跑步和其他运动成为可能，它们还保护着身体负责消化、排泄和生殖的主要器官。

你知道吗？
手臂和锁骨最容易发生骨折

骨骼系统的疾病

要检测骨骼系统疾病和畸形，X 射线、核磁共振、骨密度检测和关节镜检查是一些主要诊断工具。《默沙东诊疗手册》指出，诊断癌症要用到骨骼扫描和骨髓活检。

就职于关节炎治疗中心（Arthritis Treatment Center）的内森·魏博士（Dr. Nathan Wei）说，骨骼疾病主要是代谢性骨病，如骨质疏松症、骨软化症和其他一些罕见疾病。

骨质疏松症是一种普遍性疾病，尤其见于老年人，这种疾病会导致骨组织的减少。魏博士说，骨质疏松症患者的骨骼因为钙流失而变得越来越薄、越来越脆。骨软化症是骨骼硬化不良，据妙佑医疗国际（Mayo Clinic）称，这种疾病通常是由缺乏维生素 D 引起的，是骨骼形成过程中的一种缺陷。与之不同的是，骨质疏松症发生在已经形成的骨骼中。

关节炎是一系列超过 100 种的炎症性关节病的统称，会损害关节及其周围的结构。关节炎可能会攻击关节、关节囊、周围组织或全身的各个部位，它通常影响颈部、肩膀、手、腰部、髋部或膝盖的关

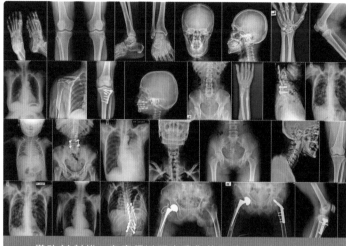

借助 X 射线，专家得以研究我们的骨骼，因为 X 射线辐射会被致密的骨骼吸收，但不会被骨骼周围的软组织吸收，大部分 X 射线会直接穿过软组织。

骨骼系统的研究

骨科属于一门医学专业，负责治疗整个骨骼系统。在美国，要成为骨科医生，通常要先完成四年的本科教育，再学四年医学，然后在骨外科接受住院医师培训。美国骨外科委员会（American Board of Orthopaedic Surgery）监督该专业的执业认证过程。许多人会继续专攻特定领域，如脊柱、手部或运动损伤。

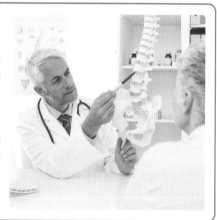

骨科里程碑

旧石器时代

早期人类吃掉同类后会在人骨上进行雕刻。

公元前 460—公元前 370 年

古希腊的希波克拉底（Hippocrates）是医学之父，他开创性地使用夹板来治疗胫骨骨折。

公元前 199—公元前 129 年

古罗马时期，盖伦对骨骼系统及其周围的肌肉进行了描述。当时的医学专家还发明了第一个人工假肢。

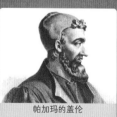

帕加玛的盖伦
（Galen of Pergamon）

骨截面

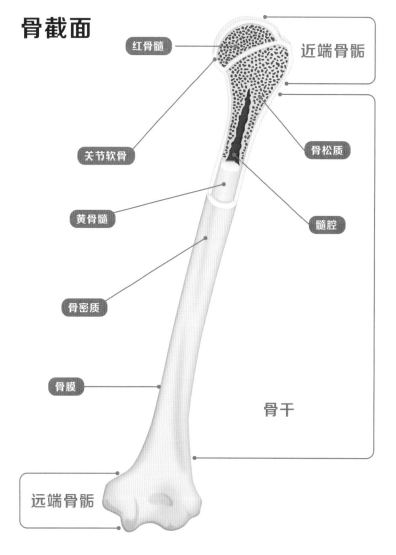

红骨髓

近端骨骺

关节软骨

骨松质

黄骨髓

髓腔

骨密质

骨膜

骨干

远端骨骺

节。"关节炎要通过仔细的病史回顾和身体检查来诊断，并通过实验室和影像学研究来证实。治疗方法则取决于关节炎的类型。"魏博士说。

同样常见的骨骼疾病还有脊柱侧弯，即背部或脊柱的脊椎排序异常。在患者的X光片上通常会看到脊柱呈明显的"C"或"S"形。《默沙东诊疗手册》指出，这种情况在青春期会很明显。根据美国神经外科医生协会（American Association of Neurological Surgeons）的数据，美国约有600万~900万人（约占总人口的2%~3%）患有脊柱侧弯。生命之桥健康中心（LifeBridge Health）的詹姆斯·纳斯医生（Dr. James Nace）说："大约90%的人在一生中的某个时候都会经历腰痛。患者通常可以通过消炎药物得到缓解，但在某些情况下，可能需要采取外用药物、贴片或电刺激等治疗手段。"

骨骼系统也容易发生断裂、拉伤和破裂。骨头是用来保护人体重要器官的，折断一根骨头一般需要44~71N（牛顿）的压力，而像头盖骨和股骨这样的骨头就更难折断了。

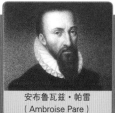

安布鲁瓦兹·帕雷
（Ambroise Pare）

1895—1901年

1895年，威廉·康拉德·伦琴（Wilhelm Conrad Roentgen）无意中发现了一个从阴极射线发生器投射出来的图像。他因发现X射线而获得1901年的诺贝尔物理学奖。

1949年

1949年，H. 劳里·拉什（H. Lowry Rush，1879—1965）使用不锈钢钉治疗长骨骨折。

16世纪

安布鲁瓦兹·帕雷（1510—1590），法国外科之父，发展出了截肢和假肢技术。

19世纪

1851年，荷兰军医安东尼厄斯·马泰森发明了石膏绷带。时至今日，石膏仍然是固定骨折的主要方法。

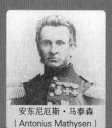

安东尼厄斯·马泰森
（Antonius Mathysen）

1940年

1940年，雷金纳德·沃森-琼斯爵士（Sir Reginald Watson-Jones，1902—1972）出版了《骨折和关节损伤》（Fractures and Joint Injuries），该书几十年来一直是参考标准。

2016年

科学家们首次成功用病人细胞培育出了活性生物骨。

关于骨骼系统的 8个惊人真相

■ 撰文：金·安·齐默尔曼

1. 手和脚囊括了人体一半以上的骨头

骨头形状各异，尺寸不一，也并非平均分布在全身，有些身体部位的骨头比其他部位要多得多。骨头最多的部位就是你的手和脚，其中每只手有27块骨头，每只脚有26块，这意味着一个人的双手双脚加起来总共有106块骨头。也就是说，手和脚囊括了整个人体一半以上的骨头。

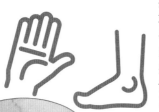

2. 有些人多长了一块肋骨，而这会引起健康问题

大多数成年人有24块（12对）肋骨，但大约每500人中就有1个多长了一块肋骨，叫作颈肋。这块肋骨长在脖子底部锁骨上方，并不总会完全长成——它有时只是一根薄薄的组织纤维。不管这块多余的肋骨长成什么样子，如果它挤压到了附近的血管或神经，就会导致一些健康问题。它会引起一种叫作胸廓出口综合征的病症，其症状是肩部或颈部疼痛，上肢感觉异常，它还会产生血栓和其他问题。

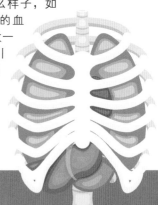

3. 每块骨头都与其他骨骼相连，但有一个例外

舌骨是喉部的一块马蹄形骨，位于下巴和甲状软骨之间。它也是人体中唯一不与其他骨骼相连的骨头。解剖学上通常认为舌骨是语言的基础：由于它所处的位置，它可以与喉头（音箱）和舌头一起工作，产生人类发声范围内的声音。尼安德特人是唯一一个像现代人类一样长有舌骨的，舌骨在这些原始人身上的存在，促使科学家们推测尼安德特人有着类似现代人类的复杂语言模式。

4. 古埃及人最早发明功能性假体

假体是代替缺失或受伤身体部位的人造装置。

一些假体部位仅仅是装饰物——比如假眼，但是替代骨骼的假体，如假肢或关节假体，则具有功能性目的。大约 3000 年前，古埃及人发明了第一个功能性假体：一个人造大脚趾。2011 年，研究人员发现，比起大脚趾缺失但没有装人造脚趾的人，装有人造脚趾的古埃及人穿着凉鞋走路要容易得多。

5. 12 万年前人类就已出现骨肿瘤了

骨头是由活跃的活细胞组成的。跟你身体里的其他细胞一样，骨细胞也容易患上良性甚至恶性肿瘤。但这并不新鲜：现代人类及其近亲对付肿瘤已经有成千上万年的历史了。2013 年，科学家在一块可追溯至 12 万—13 万年前的尼安德特人肋骨中发现了一个肿瘤。这是迄今为止发现的最古老的人类肿瘤。

6. 骨头不是人体中最坚硬的物质

骨头强壮而坚硬，可以承受很大的作用力。同样的重量下，它们比钢铁更坚固，但令人惊讶的是，它们并不是人体中最坚硬的物质。这个头衔属于牙釉质。根据美国国立卫生研究院（National Institutes of Health）的说法，牙釉质保护牙齿，其强度得益于其高浓度的矿物质（尤其是钙盐）。

7. 人们并不直接控制自己的骨头

万圣节服装和恐怖电影的主要元素之一就是行走的骷髅。当然，这样的生物纯属虚构，因为它没有大脑或神经系统来控制自己的行动。但即使这种不死的怪物拥有这些重要部件，它也不能行走。当人们让自己的胳膊、腿或其他身体部位运动时，人们并不是在让自己的骨头运动，而是在让肌肉带动着骨头运动。

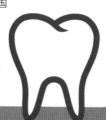

8. 人们对付骨折已经有几千年的历史了

人类自存在以来，就一直饱受骨折之苦。但根据 2009 年发表在《临床骨科和相关研究》（Clinical Orthopaedics and Related Research）期刊上的一篇综述，人们知道如何治疗骨折也已经很久了。例如，在一份可追溯到公元前 1600 年左右的古埃及的《艾德温·史密斯纸草文稿》（Edwin Smith Papyrus）中，作者描述了怎样治疗骨折。文稿中建议是：重新排列骨头碎片（这个过程叫作复位），用亚麻布包扎伤口。

为什么指关节会发出咔嗒声？

关于为什么能掰响指关节的争议一波三折

■ 撰文：斯蒂芬妮·帕帕斯（Stephanie Pappas）

是的，事实证明，"为什么我们的指关节能掰响"，其实是个争议话题——尽管这种现象几乎在整个人类历史上都存在，但研究人员仍然不知道它为什么会发生。而这并不是因为我们没有尝试去理解：根据《科学报告》（*Scientific Reports*）期刊 2018 年的一篇论文，自 20 世纪初以来，研究人员一直在研究这个问题。

这篇论文认为，关节发出响声是因为关节周围液体中的微小气泡发生破裂。但之前的一项研究结论则相反，称响声发生在气泡形成的时候，而不是气泡破裂的时候。

咔嗒咔嗒的响声

多年来，科学家们认为掰关节的独特声音可能存在各种原因，从组织振动到关节囊收紧，再到气泡的破裂或形成，且对此已经形成了理论。气泡形成的这一现象被称为"空穴作用"，当润滑关节的滑液被拉开，造成压力突然下降，形成充满气体的空间时，就会发生这种情况。斯坦福大学（Stanford University）研究气泡动力学的化学工程博士候选人维内斯·钱德兰·苏嘉（Vineeth Chandran Suja）说，关节的气体中大约 80% 是二氧化碳。加拿大阿尔伯塔大学（University of Alberta）的研究人员报告说，他们把一位掰指关节的行家放在核磁共振成像仪中，并实时观察掰指关节的过程。加拿大研究团队发现，咔嗒声与关节内空化气泡的产生同时发生。

气泡形成还是破裂？

苏嘉认为上述解释存疑。关节的响声太大了，不太可能是气泡形成产生的，他和他的合著者加州大学戴维斯工程学院（UC Davis College of Engineering）的阿卜杜勒·巴拉卡特（Abdul Barakat）在他们的论文中如是写道。

更重要的是，核磁共振成像速度有上限，所以可能是图像不够快，因而无法捕捉到这些声音到底是气泡形成还是破裂所产生。

因此，研究人员开发了一个数学模型来准确描述关节发出声音时的情形。他们发现，关节发出响声的声学效果似乎与关节弹开时发生的情况相吻合，关节滑液受到的压力迅速增加，气泡发生部分破裂，由大变小。

苏嘉说，该研究确实有助于解决关节响声争议，但阿尔伯塔大学的研究又提出了新的问题：气泡破裂时是怎么发出声音的？因为研究人员观察到，关节发出响声后，关节滑液中仍有气泡。苏嘉说，上述数学模型只解释了仅仅是压缩气泡也可能产生声音——气泡并未完全消失。

> ### 你知道吗？
> 目前还没有确凿的证据证明掰指关节会导致关节炎等关节问题

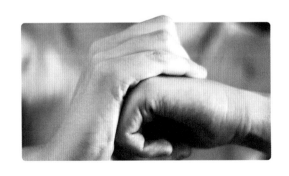

人真的会有"双关节"吗？

随便去一个派对，总有个人能将手指大幅向后弯曲，吹嘘自己是"双关节"……但其实没有"双关节"这种事

■ 撰文：雷米·梅丽娜（Remy Melina）

"双关节"这个名词是指一个人拥有两倍于常人的关节数量，其灵活性不同寻常，这使得他们的活动范围更大。但除了极少数的情况，这在解剖学上是不可能的，大多数人有着相同数量的关节——也就是身体中两块骨头相连的地方。

有"双关节"的人实际上患有关节过度活动综合征，这种疾病使他们能够最大限度地移动关节内的骨头，但不会经历普通人在伸展关节超出正常范围时所经历的疼痛和不适。

一个人看起来有双关节，实际上更多是因为关节附近的软组织，而不是真正的关节本身。大多数关节都被韧带和肌腱包裹着，韧带连接着不同骨头，肌腱则连接着肌肉和骨头。每个人的关节活动范围是一样的，但韧带和肌腱的弹性决定了一个人能否向后弯曲身体并用手碰到脚趾。

人体有几种类型的关节，通常按关节运动轴的数目和关节面的形态可分为单轴关节、双轴关节、多轴关节。球窝关节是最灵活的关节，球面关节头可以在球形凹的关节窝中滚动。肩膀和髋部的球窝关节使你的胳膊和腿拥有如此大的活动范围。

关节的形状也会影响人的活动范围。一些患有关节过度活动综合征的人，球窝关节的关节窝天生就比常人更浅，这使得他们的关节头更容易活动。关节窝越浅，它提供给关节头的"弹性"就越多，这就增加了关节的活动能力。在一些情况下，关节头甚至能部分或完全移出关节窝。这就是为什么有些患有关节过度活动综合征的人能够有意地、毫无痛苦地让自己的肩膀脱臼——现在又有一个很酷（但不明智）的派对把戏啦。

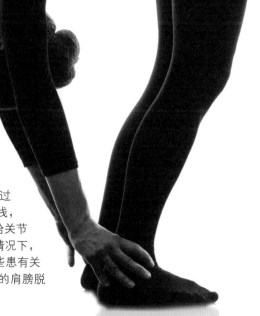

肌肉系统

虽然大多数人把肌肉和力量联系在一起，但它们的作用可不止抬举重物

■ 撰文：金·安·齐默尔曼

人体中的 600 多块肌肉不仅仅支持运动——控制行走、说话、坐、吃东西以及人们有意识执行的其他日常功能，还帮助保持姿势、让血液和其他物质在全身循环，以及其他功能。

人们通常将肌肉与胳膊、腿和其他附件的动作联系起来，但据美国国立卫生研究院称，肌肉也能进行更细微的动作，比如面部表情、眼球转动和呼吸。

三种类型的肌肉

据美国国立卫生研究院称，肌肉系统可被细分为三种类型：骨骼肌、平滑肌和心肌。

骨骼肌是人体中唯一的随意肌肉组织，控制着人有意识进行的每一个动作。《默沙东诊疗手册》指出，大多数骨骼肌都与关节上的两块骨头相连，所以这种肌肉的作用是拉近这些骨头。

内脏肌，也称平滑肌，分布在肠胃以及血管等内脏中。它被称为平滑肌，是因为它没有骨骼肌或心肌的带状外观。《默沙东诊疗手册》中有解释，内脏肌是所有肌肉组织中最弱的，它通过收缩作用来让物质通过器官。由于内脏肌由大脑的无意识部分控制，它也被称为"不随意肌"，因为它不受人的意识控制。

心肌只分布在心脏中，是一种不随意肌，负责将血液输送到全身。心脏的自然起搏器由向其他心肌发送收缩信号的特殊心肌构成。和内脏肌一样，心肌是不受人意识控制的。激素和来自大脑的信号会调节收缩速率，但收缩本身是由心肌刺激自身进行的。

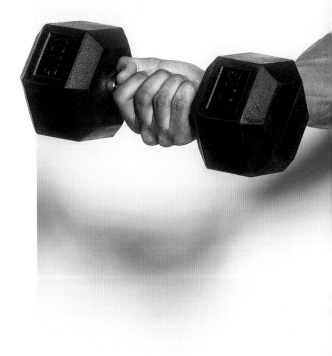

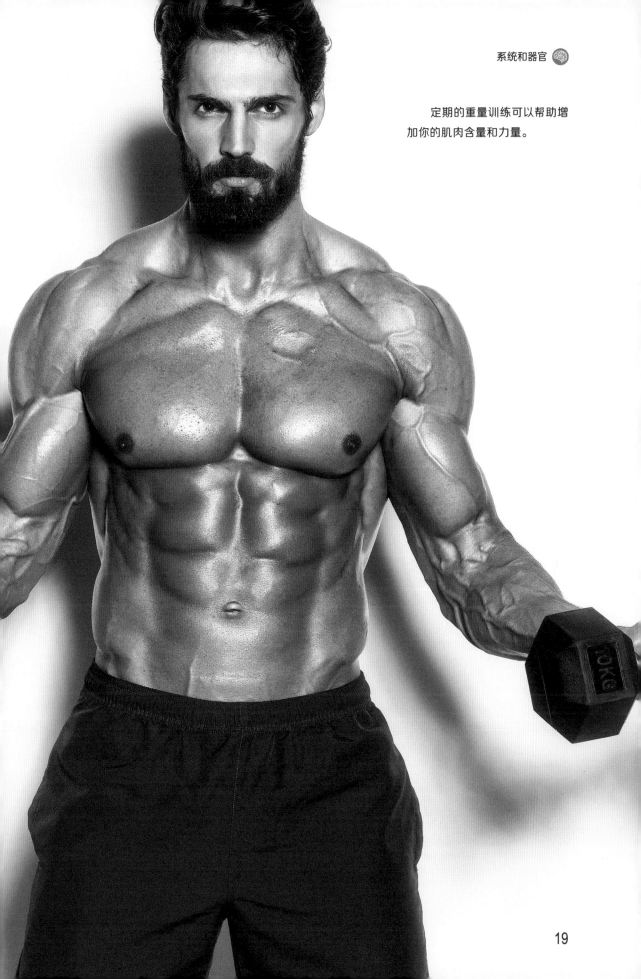

定期的重量训练可以帮助增
加你的肌肉含量和力量。

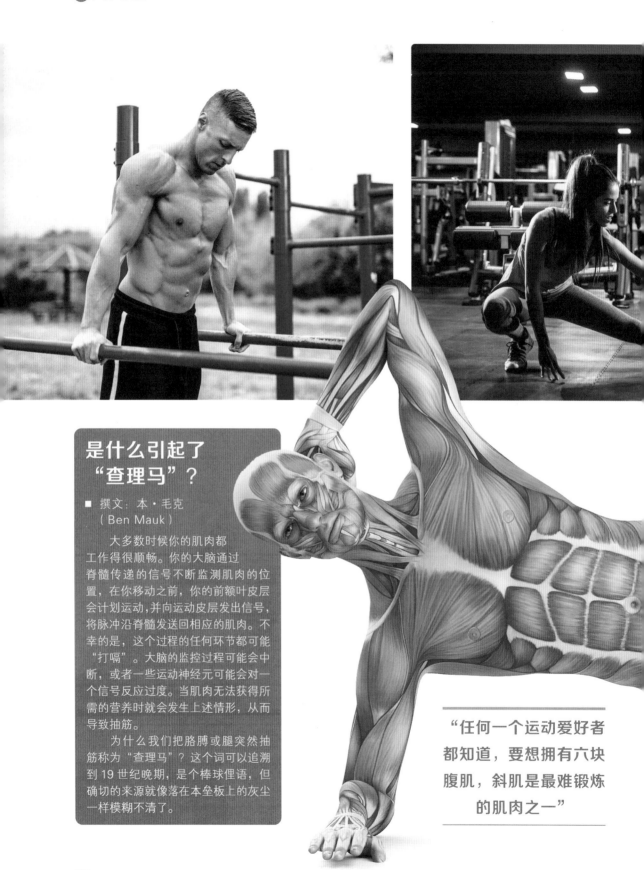

是什么引起了"查理马"？

■ 撰文：本·毛克
（Ben Mauk）

　　大多数时候你的肌肉都工作得很顺畅。你的大脑通过脊髓传递的信号不断监测肌肉的位置，在你移动之前，你的前额叶皮层会计划运动，并向运动皮层发出信号，将脉冲沿脊髓发送回相应的肌肉。不幸的是，这个过程的任何环节都可能"打嗝"。大脑的监控过程可能会中断，或者一些运动神经元可能会对一个信号反应过度。当肌肉无法获得所需的营养时就会发生上述情形，从而导致抽筋。

　　为什么我们把胳膊或腿突然抽筋称为"查理马"？这个词可以追溯到19世纪晚期，是个棒球俚语，但确切的来源就像落在本垒板上的灰尘一样模糊不清了。

"任何一个运动爱好者都知道，要想拥有六块腹肌，斜肌是最难锻炼的肌肉之一"

20

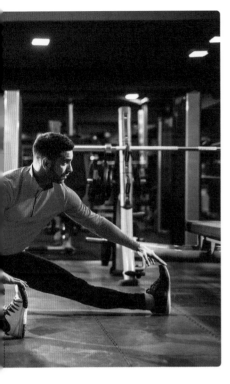

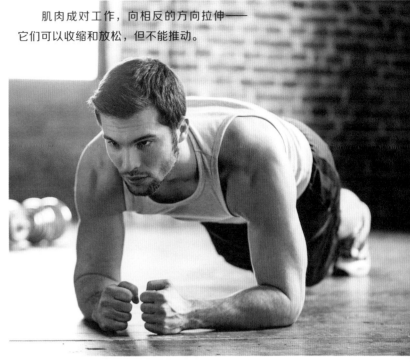

肌肉成对工作，向相反的方向拉伸——它们可以收缩和放松，但不能推动。

肌肉的形状

据美国国立卫生研究院，肌肉还可以根据其形状、尺寸及方向来分类。三角肌或肩部肌肉呈三角形。锯肌起始于胸部侧面的第二至第九肋骨表面，并沿着整个肩胛骨前部延伸，形状呈独特的锯齿状。菱形肌连接着肩胛骨和脊柱，呈菱形。尺寸可以用来区分同一区域的相似肌肉。臀区（臀部）包含三块按大小区分的肌肉：臀大肌（大）、臀中肌（中等）和臀小肌（最小）。肌肉纤维的运动方向可以用来识别肌肉。在腹部区域，有几组宽阔平坦的肌肉。纤维垂直向上和向下拉伸的肌肉是腹直肌，横向拉伸（从左到右）的是腹横肌，以一定角度拉伸的肌肉是腹斜肌。任何一个运动爱好者都知道，要想拥有六块腹肌，斜肌是最难锻炼的肌肉之一。肌肉也可以通过它们的功能来区分。前臂屈肌群使得手腕和手指可以屈曲。旋后肌可以让你把手腕转到掌心向上。腿部内收肌将腿部内收（并拢）。

六块不可思议的人体肌肉

■ 撰文：蕾切尔·雷特纳

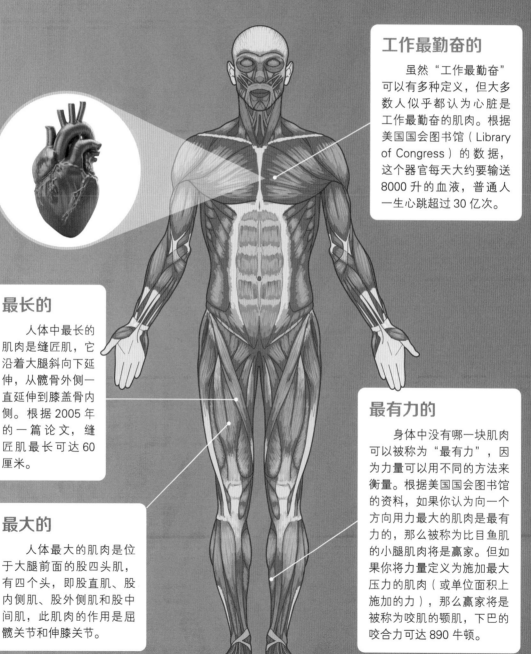

工作最勤奋的

虽然"工作最勤奋"可以有多种定义，但大多数人似乎都认为心脏是工作最勤奋的肌肉。根据美国国会图书馆（Library of Congress）的数据，这个器官每天大约要输送8000升的血液，普通人一生心跳超过30亿次。

最长的

人体中最长的肌肉是缝匠肌，它沿着大腿斜向下延伸，从髋骨外侧一直延伸到膝盖骨内侧。根据2005年的一篇论文，缝匠肌最长可达60厘米。

最大的

人体最大的肌肉是位于大腿前面的股四头肌，有四个头，即股直肌、股内侧肌、股外侧肌和股中间肌，此肌肉的作用是屈髋关节和伸膝关节。

最有力的

身体中没有哪一块肌肉可以被称为"最有力"，因为力量可以用不同的方法来衡量。根据美国国会图书馆的资料，如果你认为向一个方向用力最大的肌肉是最有力的，那么被称为比目鱼肌的小腿肌肉将是赢家。但如果你将力量定义为施加最大压力的肌肉（或单位面积上施加的力），那么赢家将是被称为咬肌的颌肌，下巴的咬合力可达890牛顿。

最小的

　　人体中最小的肌肉在耳朵里，被称为镫骨肌。根据吉尼斯世界纪录，它长度不到 2 毫米。它的作用是支撑身体中最小的骨头，即镫骨，它是中耳的一部分，帮助将振动传递到内耳。

镫骨

最容易受伤的

　　确切地说，哪块肌肉最容易受伤取决于你的活动。但根据 2012 年的一次回顾研究，跑步的人最容易受伤的是腿部肌肉。该研究发现，7% 的跑步者都有腿部肌肉损伤。总的来说，跑步者中最常见的损伤是胫纤维发炎，不仅肌肉会发炎，肌腱和骨组织也会发炎，大约 10% 的跑步者都有胫纤维发炎。

为什么肌肉会酸痛？

运动之后数小时甚至数天腿开始疼痛、酸软的感觉，我们中的许多人都经历过。但是这种感觉是从哪里来的，又为什么会发生呢？

■ 撰文：多纳雯·科菲（Donavyn Coffey）

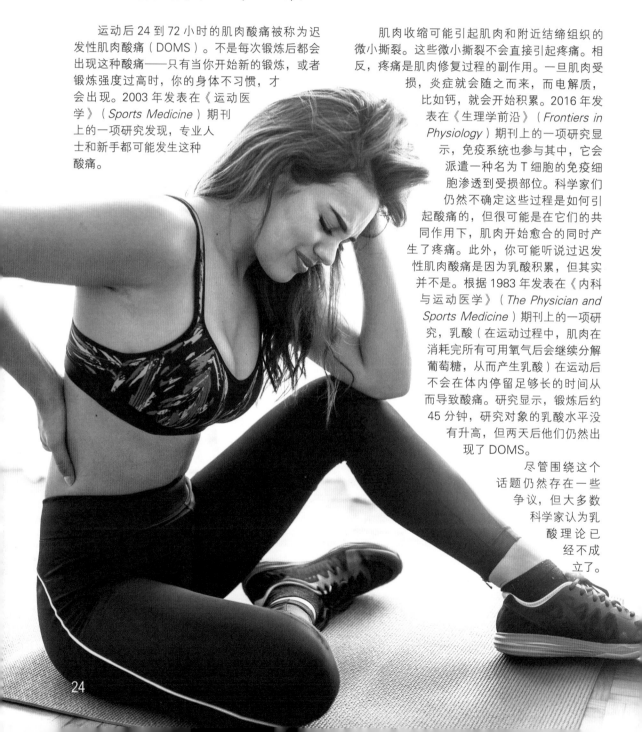

运动后 24 到 72 小时的肌肉酸痛被称为迟发性肌肉酸痛（DOMS）。不是每次锻炼后都会出现这种酸痛——只有当你开始新的锻炼，或者锻炼强度过高时，你的身体不习惯，才会出现。2003 年发表在《运动医学》（Sports Medicine）期刊上的一项研究发现，专业人士和新手都可能发生这种酸痛。

肌肉收缩可能引起肌肉和附近结缔组织的微小撕裂。这些微小撕裂不会直接引起疼痛。相反，疼痛是肌肉修复过程的副作用。一旦肌肉受损，炎症就会随之而来，而电解质，比如钙，就会开始积累。2016 年发表在《生理学前沿》（Frontiers in Physiology）期刊上的一项研究显示，免疫系统也参与其中，它会派遣一种名为 T 细胞的免疫细胞渗透到受损部位。科学家们仍然不确定这些过程是如何引起酸痛的，但很可能是在它们的共同作用下，肌肉开始愈合的同时产生了疼痛。此外，你可能听说过迟发性肌肉酸痛是因为乳酸积累，但其实并不是。根据 1983 年发表在《内科与运动医学》（The Physician and Sports Medicine）期刊上的一项研究，乳酸（在运动过程中，肌肉在消耗完所有可用氧气后会继续分解葡萄糖，从而产生乳酸）在运动后不会在体内停留足够长的时间从而导致酸痛。研究显示，锻炼后约 45 分钟，研究对象的乳酸水平没有升高，但两天后他们仍然出现了 DOMS。

尽管围绕这个话题仍然存在一些争议，但大多数科学家认为乳酸理论已经不成立。

"肌肉记忆"真的存在吗?

研究显示,对过去所进行的运动训练,肌肉组织并没有"记忆"

■ 撰文:蒂娅·戈斯(Tia Ghose)

2016 年的一项研究发现,过去经过艰苦训练的肌肉和没有经过训练的肌肉,会表现出类似的基因变化以应对运动。这对人们来说可能既是好消息也是坏消息,斯德哥尔摩卡罗林斯卡学院(Karolinska Institute)的分子运动生理学家、该研究报告的合著者玛琳·林霍尔姆(Malene Lindholm)解释说。

"对于那些年轻时不怎么锻炼身体的人来说,这是令人鼓舞的,因为你没有劣势," 林霍尔姆表示,"当你开始锻炼身体,你的适应能力跟那些本来就在锻炼的人是一样的。另一方面,研究结果也表明,过去曾是职业网球运动员也并不能保证你能很快重新掌握这项运动并达到过去的精英水平。"

运动训练到底能持续多久一直存在争议。一方面,研究表明,在运动后,身体立即增加了许多基因的活动,这些影响会持续到运动后数小时至一天。而且,从长远来看,如果人们持续锻炼,身体就会制造更多的蛋白质,从而提升长期的适应性。但另一方面,也很明显,如果一个人停止定期锻炼,这种适应能力往往会很快消失。"一旦你停止训练——尤其是如果发生了像摔断腿这样戏剧性的事情,你完全停止了运动,你的肌肉量,以及你耐力训练的效果就会很快消失。"林霍尔姆说。

尽管新的研究结果表明肌肉细胞本身不能保持锻炼身体的"记忆",但对于穿过肌肉的神经或控制运动的大脑区域来说,情况并非如此。

"你的神经已经学会了如何激活你的肌肉来完成某个动作,"林霍尔姆解释说,"骑自行车、打网球,以及你小时候就学会的走路,这些都是说明你无法忘记活动的例子。"

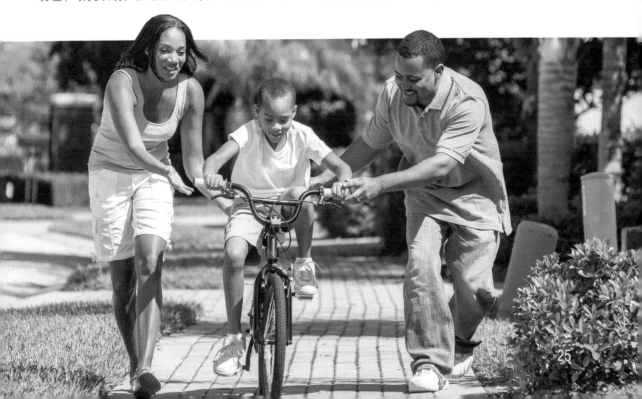

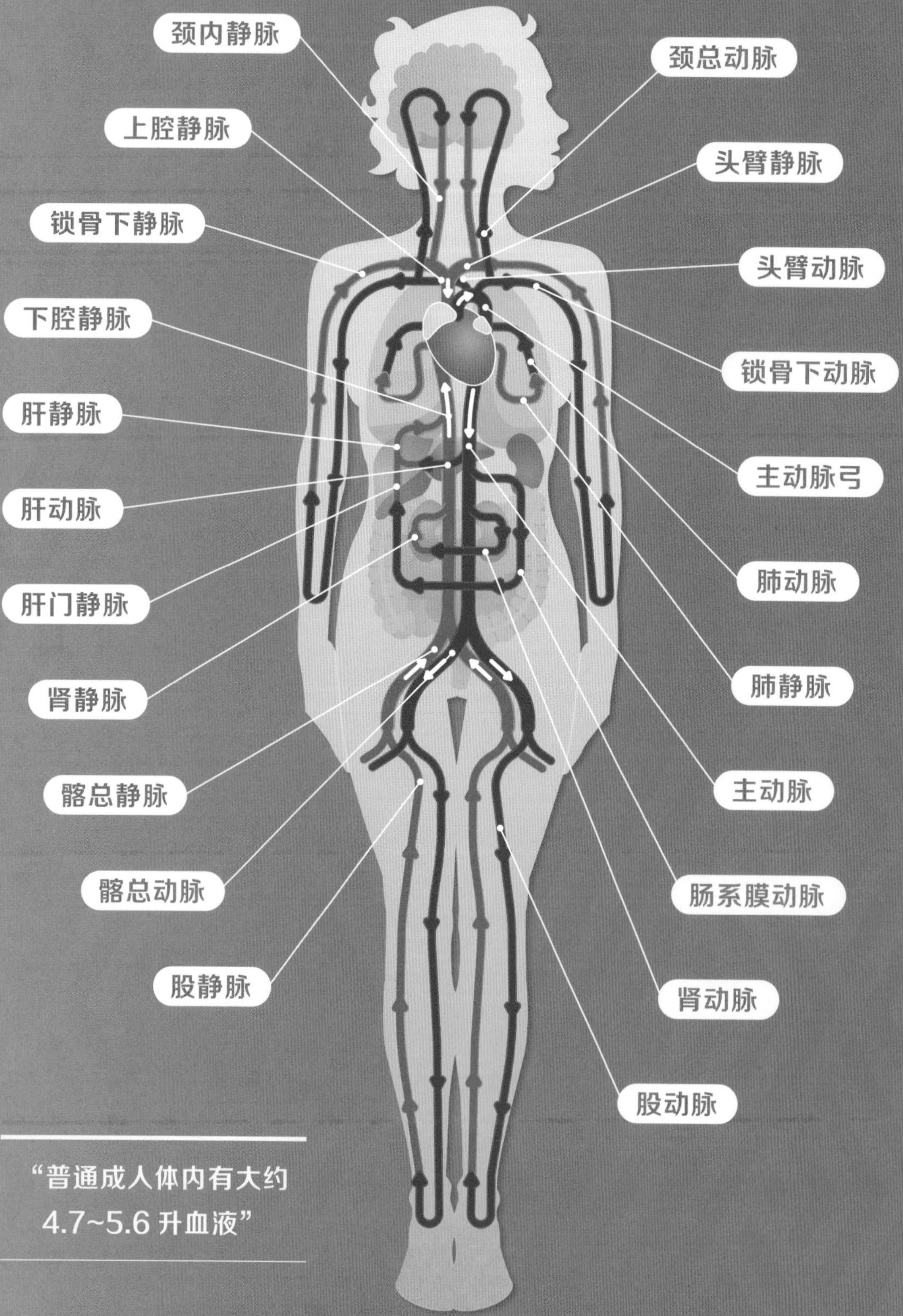

颈内静脉

颈总动脉

上腔静脉

头臂静脉

锁骨下静脉

头臂动脉

下腔静脉

锁骨下动脉

肝静脉

主动脉弓

肝动脉

肺动脉

肝门静脉

肺静脉

肾静脉

主动脉

髂总静脉

肠系膜动脉

髂总动脉

肾动脉

股静脉

股动脉

"普通成人体内有大约
4.7~5.6 升血液"

循环系统

循环系统是一个庞大的网络，由器官和血管组成，负责血液、营养物质、激素、氧气和其他气体在细胞之间的流动

■ 撰文：金·安·齐默尔曼

虽然许多人认为循环系统，也被称为心血管系统，只是血液的高速公路，但根据美国国家医学图书馆的资料，它其实是由三个相互独立的系统组成的：心脏（心血管循环）；肺（肺循环）；动脉、静脉、冠状动脉和门静脉（体循环）。

根据阿肯色心脏医院（Arkansas Heart Hospital）的数据，普通人每天大约有7572升的血液流经约96560千米的血管。成年人体内平均有4.7~5.6升的血液，由血浆、红细胞、白细胞和血小板组成。除了血液，循环系统还移动淋巴，这是一种透明的液体，会帮助清除体内不需要的物质。

心脏、血液和血管构成了循环系统的心血管部分。循环系统还包括肺循环，血液在肺部被氧合。根据美国国家医学图书馆的说法，它还结合了体循环，后者遍及身体的其他部分以提供含氧血液。

根据妙佑医疗国际的说法，肺循环系统通过肺动脉将缺氧的血液从心脏输送到肺部，并通过肺静脉将含氧血液输送到心脏。

根据美国国家医学图书馆的说法，缺氧的血液进入右心房，流经三尖瓣（右房室瓣）进入右心室。在那里，它被泵入肺动脉瓣进入肺动脉，然后到达肺部。当它到达肺部时，二氧化碳从血液中释放出来，氧气被血液吸收。然后肺静脉将富含氧气的血液送回心脏。

妙佑医疗国际指出，体循环是循环系统的一部分，是由静脉、动脉和毛细血管组成的网络。在体循环中，血液从心脏输出，服务于身体细胞，然后重新回到心脏。

健康的心脏收缩分为五个阶段。在第一阶段（舒张早期），心脏是放松的。然后心房收缩将血液推入心室。接下来，心室开始收缩，但体积没有改变。然后心室继续收缩将血液射入主动脉。最后，心室停止收缩并放松。然后循环往复。

循环系统疾病

据美国心脏协会（American Heart Association）称，心血管疾病是美国人死亡的主要原因。由于循环系统体系庞大、作用关键，它是身体最容易生病的系统之一。

你知道吗？

你的血液大约只需要一分钟就能流遍全身

循环系统最常见的疾病之一是动脉硬化，病因是动脉中的脂肪沉积，导致动脉壁变硬、变厚。举个例子，英国有 260 万人患有心脏动脉狭窄。根据妙佑医疗国际的资料，其原因是脂肪、胆固醇和其他物质堆积在动脉壁。这可能会限制血液流动，严重的情况下甚至会导致血液停止流动，从而导致心脏病发作或中风。

诺斯韦尔健康中心（Northwell Health，前称为北岸–LIJ 健康系统）的米切尔·温伯格（Mitchell Weinberg）表示，中风源于通往大脑的血管堵塞，是循环系统的另一主要疾病。危险因素包括吸烟、糖尿病和血液中高胆固醇。

美国国家医学图书馆指出，另一种循环系统疾病——高血压，会导致心脏工作更加困难，并可能导致心脏病发作、中风或肾衰竭等并发症。根据美国疾病控制与预防中心（Centers for Disease Control and Prevention）的数据，约有 7500 万——三分之一的美国成人患有高血压。

主动脉受损并开始膨胀或最终破裂，可能导致严重的内出血，此时会

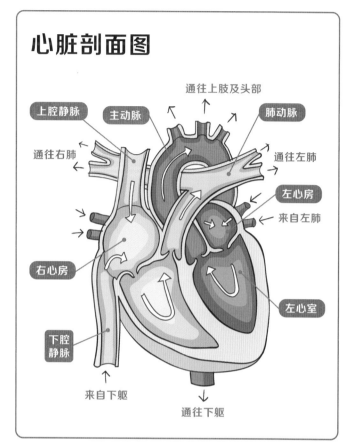

心脏剖面图

通往上肢及头部

上腔静脉　主动脉　肺动脉

通往右肺　　　　　通往左肺

左心房

来自左肺

右心房

左心室

下腔静脉

来自下躯　通往下躯

循环系统研究的里程碑

公元前 6 世纪
古印度的阿育吠陀医生苏斯鲁塔（Sushruta）描述了重要的液体是如何在体内循环的。

公元前 16 世纪
《埃伯斯纸草文稿》（The Ebers Papyrus），一份古埃及医学文献，提供了一些关于循环系统的最早的文字。

公元 2 世纪
希腊医生盖伦记录了血管是如何输送血液的，他区分了静脉血（暗红色）和动脉血（明亮和稀薄），并指出这两种血液各自有不同的功能。

1628 年
英国医生威廉·哈维（William Harvey）首先描述了血液循环。

1706 年
法国解剖学教授雷蒙德·德·维厄桑斯首先描述了心脏腔室和血管的结构。

1733 年
英国牧师兼科学家斯蒂芬·黑尔斯（Stephen Hales）第一次测量了血压。

雷蒙德·德·维厄桑斯（Raymond de Vieussens）

人的心脏大小大致与一个大号拳头相当

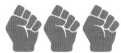

心脏的重量

男性通常	女性通常
283~340 克	226~283 克

心脏每天跳动约 10 万次

新生儿的心脏比成年人的跳得更快，大约每分钟 120~160 次

心脏每分钟向全身输送大约 5.7 升 的血液

> **"在美国，心血管疾病是导致死亡的主要原因"**

出现主动脉瘤。温伯格说，这种弱点可能一出生就存在，也可能是动脉粥样硬化、肥胖、高血压或这些疾病的综合结果。

外周动脉病变（也称为 PAD）通常发生在动脉狭窄或阻塞的区域，据得克萨斯州休斯敦的介入放射学家杰伊·拉达克里希南（Jay Radhakrishnan）说。此外，慢性下肢静脉功能不全（也称为 CVI）发生在下肢浅静脉内的血液回流区域。

PAD 的诊断采用的是非侵入性检查，包括超声检查、CT 扫描和核磁共振成像。超声检查是这些检查手段中最便宜的，但能提供的细节也最少，而 CT 和核磁共振成像在识别动脉狭窄或阻塞区域时能显示更高程度的解剖学细节。使用超声检查来诊断 CVI，是由于超声波可以准确测量静脉回流，从而指导治疗。

1903 年
荷兰生理学家威廉·艾因特霍芬发明了心电图仪。

威廉·艾因特霍芬（Willem Einthoven）

1982 年
美国内科医生罗伯特·贾维克（Robert Jarvik）设计了第一颗人造心脏，美国外科医生威廉·德弗里斯（Willem DeVries）进行了植入。

2018 年
谷歌扫描了 30 万名患者的视网膜，试图训练人工智能来检测心脏病。

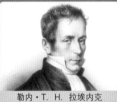

勒内·T. H. 拉埃内克（Rene T.H. Laennec）

1816 年
勒内·T. H. 拉埃内克，一个法国医生，发明了听诊器。

1902 年
美国医生詹姆斯·B. 赫里克（James B. Herrick）首次记录了由动脉硬化引起的心脏病。

1952 年
美国外科医生 F. 约翰·刘易斯（F. John Lewis）成功进行了第一次开胸手术。

1967 年
南非外科医生克里斯蒂安·巴纳德完成了首例移植完整心脏的手术。

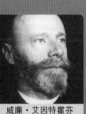

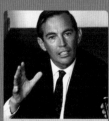

克里斯蒂安·巴纳德（Christiaan Barnard）

关于循环系统的
7 个惊人事实

■ 撰文：约瑟夫·卡斯特罗（Joseph Castro）

1. 它极其长

如果你把一个成年人的所有动脉、毛细血管和静脉从头到尾地连接起来，它们将延伸大约 10 万千米。更重要的是，毛细血管作为最小的血管，大约占了这个长度的 80%。相比之下，地球的周长约为 4 万千米。这意味着一个人的血管可以绕地球大约 2.5 圈！

2. 红细胞必须挤过毛细血管

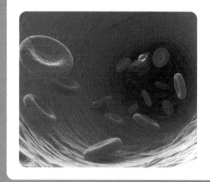

毛细血管很小，平均直径约为 8 微米，约为人类头发直径的十分之一。红细胞的大小和它们所经过的毛细血管差不多，所以这些细胞必须排成单行移动。然而，一些毛细血管的直径比血细胞还略小，迫使细胞扭曲形状才能通过。

3. 大体格的心率更慢

整个动物王国都是心率与体型成反比：一般来说，动物越大，其静息心率越慢。一个成年人的平均静息心率约为每分钟 75 次，与一只成年羊的心率相同。对比一下，蓝鲸的心脏大约有一辆紧凑型轿车那么大，每分钟只跳动 5 次，而鼩鼱的心率约为每分钟 1000 次。

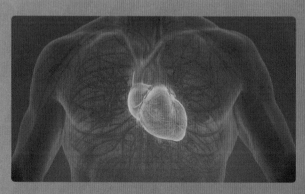

4. 心脏并不需要躯体

1984 年的电影《夺宝奇兵 2：魔宫传奇》（*Indian Jones and the Temple of Doom*）中有一个令人难忘的场景，一个男人掏出了另一个人还在跳动的心脏。尽管徒手摘除一个人的心脏是科幻小说里的情节，但实际上心脏在被取出人体后仍能跳动。这种怪异的脉冲发生是因为心脏会产生自己的电脉冲，从而导致跳动。只要心脏继续接受氧气，它就会继续工作，即使与身体的其他部分分离。

5. 红细胞很特别

与体内的其他细胞不同，红细胞没有细胞核。因为没有这个"巨大"的内部结构，红细胞才有更多空间为身体携带氧气。但也因为没有细胞核，红细胞不能分裂，也不能合成新的细胞成分。在体内循环大约 120 天之后，红细胞就会因为老化或损伤而死亡。不过别担心——你的骨髓会持续制造出新的红细胞来接替那些衰亡的红细胞。

6. 失恋真的会让你"心碎"

一种被称为应激性心肌病的疾病会导致心脏肌肉（心肌）突然、暂时的衰弱。这会导致类似心脏病发作的症状，包括胸痛、呼吸短促和手臂疼痛。这种情况通常也被称为"心碎综合征"，因为它可能是由情感压力事件引起的，比如丧亲之痛或离婚、分手、与爱人在地理上的分离。

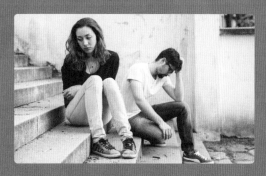

7. 人体的血液有不同颜色——但不是蓝色

流经动脉和毛细血管的富氧血液呈鲜红色。在将氧气输送给身体组织后，血液会变成暗红色，通过静脉回流到心脏。虽然你皮肤上的血管有时看起来是蓝色，但这并不是因为你的血液是蓝色的。静脉的颜色之所以具有欺骗性，是因为不同波长的光穿透你的皮肤，红光被吸收，蓝光被大量反射回你的眼睛。但这并不是说血液不可能是蓝色。大多数软体动物和一些节肢动物的血液缺乏血红蛋白（血红蛋白使人类血液呈红色），而是含有血蓝蛋白，这使得这些动物的血液在含氧时会变成深蓝色。

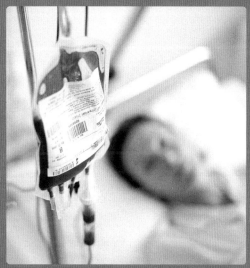

为什么有血型差异？

你的血型意味着什么，它是如何决定你可以向谁献血以及接受谁的血液的

■ 撰文：本·毛克

血液中有红细胞、白细胞、血小板和血浆（其他物质所在的黏液）。抗原和各种蛋白质漂浮在血浆里和红细胞上。抗原是导致免疫系统产生抗体（某些蛋白质）来对抗它的任何物质。

ABO 血型系统是指由基因决定的红细胞膜上是否存在两种抗原（A 和 B）的个体差异，这两种抗原会刺激产生不同的抗体。O 型血同时含有 A 型抗原和 B 型抗原产生的抗体，而 AB 型血则两种抗体都没有。"多态性"描述了一个物种内不同遗传形式的稳定共存，而血型多态性的原因尚不清楚。

2004 年，伦敦大学学院（University College London）的研究人员提出，某些细菌和细胞内病毒的存在可能对某些产生抗原的基因突变施加了进化压力。在病毒盛行的种群中，基因 O 占主导地位。那些生活在细菌较多的环境中的人更有可能是 A 型或 B 型。这一理论并不能解释为什么血型不能随着不断变异的病毒和细菌株而进化。但很明显，某种形式的环境压力是血型多态性进化的一个因素。

主要的血型直到 20 世纪初才被发现，在那之前，输血有时会莫名其妙地致命，其实是因为不同的血型是不相容的。1940 年，在恒河猴身上进行的实验揭示了额外抗原因子的存在——现在被称为阳性或阴性的"Rh 因子"，这产生了"Rh 阳性"或"Rh 阴性"的命名。从那时起，人类已经发现了数百种其他不太重要的抗原差异，其中大多数不会导致输血问题。

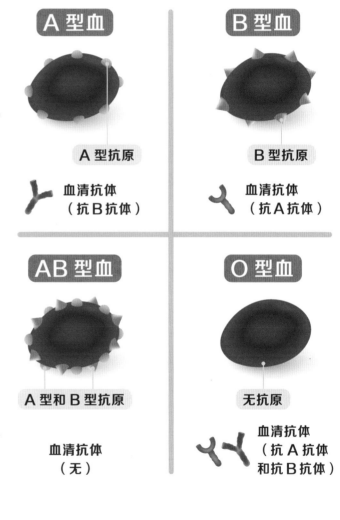

A 型血
A 型抗原
血清抗体（抗 B 抗体）

B 型血
B 型抗原
血清抗体（抗 A 抗体）

AB 型血
A 型和 B 型抗原
血清抗体（无）

O 型血
无抗原
血清抗体（抗 A 抗体和抗 B 抗体）

"一些环境因素可能会影响血型多态性"

我们有多少血液？

人体内的血液足够装满容量为 3.8 升的牛奶罐，还要多一点

■ 撰文：劳拉·盖格尔（Laura Geggel）

成年人体内平均有 4.5~5.5 升血液在循环，佛罗里达大学奥兰多健康癌症中心（UF Health Cancer Center）的血液学家和肿瘤学家丹尼尔·兰多博士（Dr. Daniel Landau）说。如果一个人没有血液，他的体重会减轻 8%~10%（当然，这个人也就活不了了）。所以，一个体重 54 千克的人，血液大约占 4.4~5.4 千克。

儿童到 5~6 岁的时候，血液量就和成人相当了。但因为儿童体型更小，他们的骨头、肌肉和器官没那么重，所以他们的血液占体重的比例比成年人要大，兰多说。相比之下，新生儿血液很少。一个体重 2.3~3.6 千克的新生儿体内大约只有一杯（200 毫升）血液。

成年人献血时，卫生保健工作人员要抽出大约半升的血液。血细胞的寿命约为 120 天，人体会不断在骨髓中制造新的红细胞。不过这些细胞的再生仍然需要时间，这就是你不可能天天献血的原因。

"你不能频繁献血的原因是，你得等着血液恢复，这通常需要 4 到 6 周的时间。"兰多给趣味科学网的回复中说道。

成年人全身的血液中大约含有 3 升的血浆、红细胞、白细胞和血小板。维生素、电解质和其他营养物质溶解于血液中，被输送到身体的细胞和器官。例如，金元素约占人体血液的 0.02%。铁的含量要丰富得多——它有助于红细胞的生成，成年人体内大约有 3 到 4 克的铁。

你知道吗？

成年人每次的献血量约占
血液总量的 8%

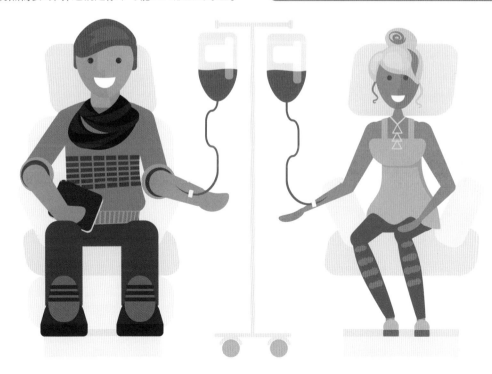

血压

高血压、低血压和正常血压——让我们一起来了解血压能反映的健康状况

■ 撰文：巴哈尔·格里珀尔（Bahar Gholipour）

血压是医生衡量总体健康的重要指标之一。不加控制的高血压会导致心脏问题、中风和其他疾病。根据美国心脏协会的数据，几乎一半的美国成人（46%）患有高血压。高血压有时也被称为"沉默的杀手"，因为患者通常没有症状。某些生活方式因素，如饮食和吸烟习惯，会极大增加一个人患高血压的风险。

"健康的生活方式真的会对你的生活产生影响，因为你可以避免患上高血压，"俄克拉荷马城浸信会综合医疗中心（Integris Baptist Medical Center）的内科医生玛丽·安·鲍曼（Dr. Mary Ann Bauman）说，"如果你已经患高血压了，一定要服药。患高血压不一定会有症状，除非血压真的非常高了。"

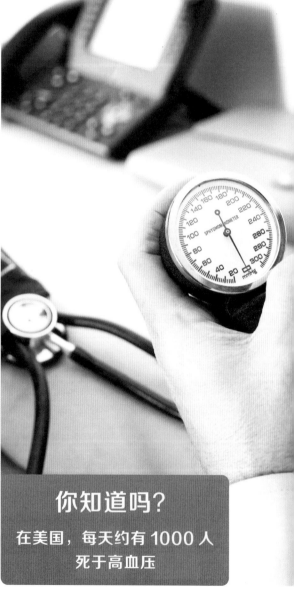

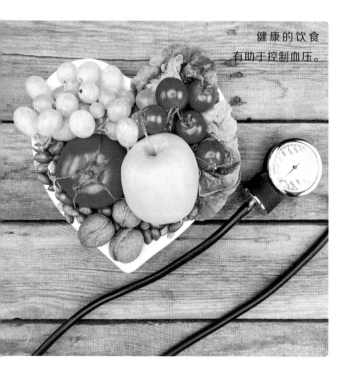

健康的饮食有助于控制血压。

你知道吗？

在美国，每天约有 1000 人死于高血压

检查血压

　　从 20 岁开始，如果你的血压低于 120/80mmHg（毫米汞柱），美国心脏协会建议你在定期拜访医疗保健人员时筛查血压，或每 2 年进行一次血压筛查。鲍曼说，建议高血压患者每周至少检查三次血压。人们可以自己测量血压。事实上，在家里监测血压可能比在医生办公室更好，部分原因是人们在看医生时特别容易出现血压飙升，这种情况被称为"白大褂高血压"。根据美国心脏协会 2017 年 11 月公布的指南，血压指标分为以下几类：

正常血压	收缩压小于 120mmHg，舒张压小于 80mmHg
血压升高	收缩压在 120~129mmHg 之间，舒张压小于 80mmHg
一期高血压	收缩压在 130~139mmHg 之间，或舒张压在 80~89mmHg 之间
二期高血压	收缩压至少 140mmHg，或舒张压至少 90mmHg

"高血压会导致心脏问题、中风和其他疾病"

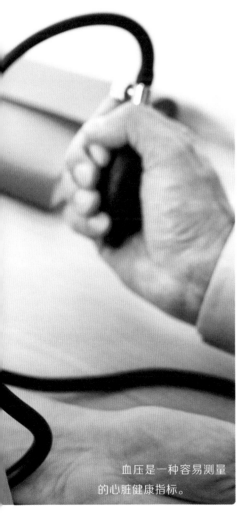

血压是一种容易测量的心脏健康指标。

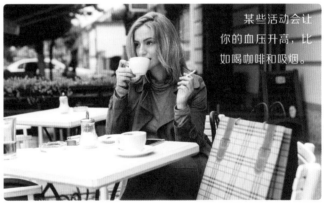

某些活动会让你的血压升高，比如喝咖啡和吸烟。

什么是正常血压？

　　血压反映了血液撞击动脉壁时的压力。当心脏挤压并推出血液时，血液就会撞击血管壁。人的血管生来就很有弹性，可以很容易地扩张，当受到的压力较低时，血管就会弹回来。随着人们年龄的增长，血管内的斑块增多，原本柔韧的动脉壁也变得僵硬。现在，当心脏挤压并推出血液时，血管不能像以前那样扩张，并维持更高的压力。随着时间的推移，心脏不得不努力对抗压力，从而开始衰竭。

　　血压被记录为两个数字，并写成一个比率：上面的数字称为收缩压，是心脏跳动时的压力；下面的数字称为舒张压，是两次心脏跳动之间心脏放松时的测量值。

呼吸系统

人体呼吸系统是一系列负责吸收氧气和排出二氧化碳的器官

■ 撰文：金·安·齐默尔曼、艾琳娜·布拉德福德（Alina Bradford）

　　呼吸系统的主要器官是肺，它在我们呼吸时进行气体交换。根据美国肺脏协会（American Lung Association）的介绍，红细胞从肺部收集氧气，并将其运送到需要氧气的身体部位。在这个过程中，红细胞收集二氧化碳并将其运输回肺部，当我们呼气时，它就会离开身体。

　　人体需要氧气来维持生命。根据美国国立卫生研究院的介绍，动脉血氧分压（PaO2）低于正常，称为低氧，组织或细胞不能获取足够的氧，或能获取但无法正常利用氧，称为缺氧。这些情况可能致命，根据纽约大学朗格尼医学中心（NYU Langone Medical Center）的说法，缺氧大约四分钟后，脑细胞开始死亡，这可能导致脑损伤，最终导致死亡。

　　人类的平均呼吸频率取决于年龄。根据费城儿童医院（Children's Hospital of Philadeiphia）的数据，新生儿呼吸又浅又快，安静时呼吸频率大约每分钟35次到45次。根据约翰·霍普金斯大学医学院（Johns Hopkins Medicine）的研究，成年人的平均静息呼吸频率是每分钟12次到18次。体力消耗也会影响呼吸频率，健康的成年人在剧烈运动时平均每分钟呼吸45次左右。

肺部

　　一个人的双侧肺尺寸不同。右肺比左肺宽一些，也短一些。根据约克大学（York University）的说法，右肺要短一些是因为它要为正下方的肝脏腾出空间，左肺要窄一些是因为它要为心脏腾出空间。

　　呼吸看似简单，但其实是一个很复杂的过程。右肺分有三个不同的部分，称为肺叶。左肺只有两个肺叶。肺叶由海绵状组织组成，被一层称为胸膜的膜包围，胸膜将肺与胸壁隔开。每侧的肺都有自己的胸膜袋。这就是为什么当一侧肺被刺破时，另一侧肺还能继续工作。

　　肺就像风箱。当它们扩张时，会把空气吸入体内。当它们收缩时，会排出二氧化碳（这是人体产生的一种废气）。肺没有肌肉来吸入和排出空气。横膈膜和胸腔为肺部泵气。横膈膜是肺底部的一块圆顶状肌肉。"它控制呼吸，将胸腔和腹腔分开，"美国肺脏协会指出，"当呼吸时，它会

> **你知道吗？**
> 肺的总表面积相当于半个网球场

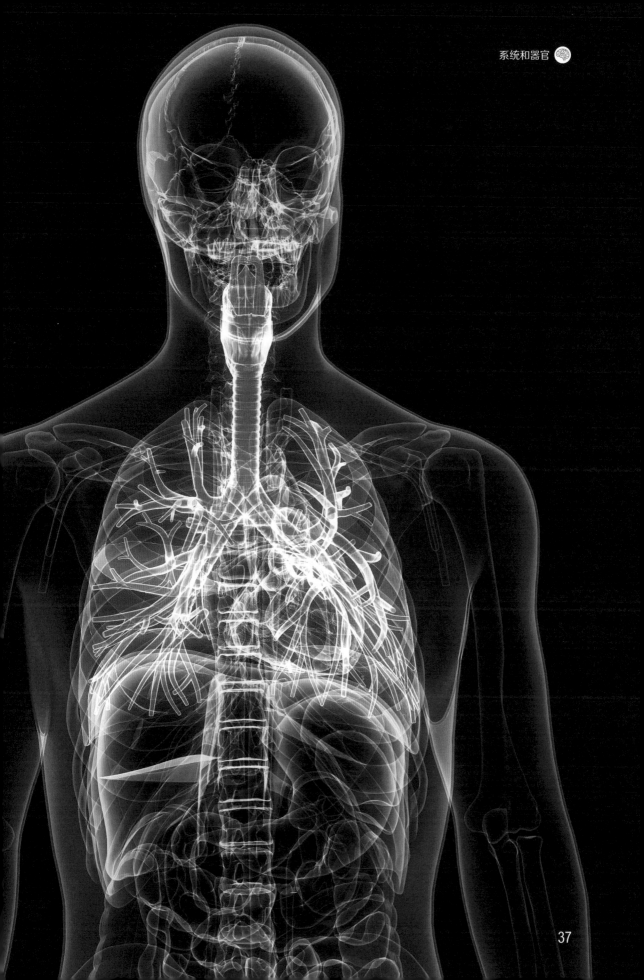

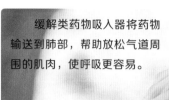

缓解类药物吸入器将药物输送到肺部，帮助放松气道周围的肌肉，使呼吸更容易。

促进肺部健康

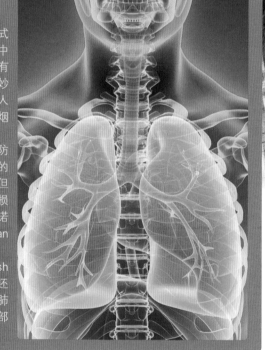

促进肺部健康的最佳方式之一是避免吸烟。香烟烟雾中的 7000 种化学物质中至少有 70 种会损害肺部细胞。根据妙佑医疗国际的说法，吸烟的人患肺癌的风险最大，而且吸烟越多，风险越大。

根据美国疾病控制与预防中心的数据，吸烟者患肺癌的可能性要高出 15 到 30 倍。但如果戒烟，他们肺部的大部分损伤可以恢复，肺部医学专家诺曼·埃德尔曼博士（Dr. Norman Edelman）说。

拉什大学医学中心（Rush University Medical Center）还建议进行深呼吸练习，增加肺活量，定期锻炼，以保持肺部健康。

支气管通向双侧肺，并在肺的每一边分支成更小的分支。最小的分支称为细支气管，每个细支气管都有一个气囊，也称为肺泡。肺泡非常薄（约 0.2 微米），由称为上皮细胞的单层组织和称为肺毛细血管的微小血管组成。氧气通过肺泡，进入毛细血管，进入血液。血液被输送到心脏，然后输送到全身的组织和器官。

变平并向下拉，为肺部腾出更多的空间。呼气时，横膈膜放松，向上移动，迫使空气出去。"

当一个人呼吸时，空气沿着喉咙进入气管。气管分成更小的通道，称为支气管。支气管上排列着细小的毛发，叫作纤毛。纤毛前后移动，携带黏液向上往外移动。黏液是一种黏稠的液体，可以收集侵入肺部的灰尘、细菌和其他物质。当我们打喷嚏、咳嗽、吐痰或吞咽时就排出黏液。

当氧气进入血液时，二氧化碳通过血液进入肺泡，然后离开身体。这个过程叫作气体交换。当一个人呼吸较浅时，二氧化碳会在体内积聚。根据约克大学的研究，这种积累会导致打哈欠。

肺的剖面图

找出呼吸系统的不同组成部分

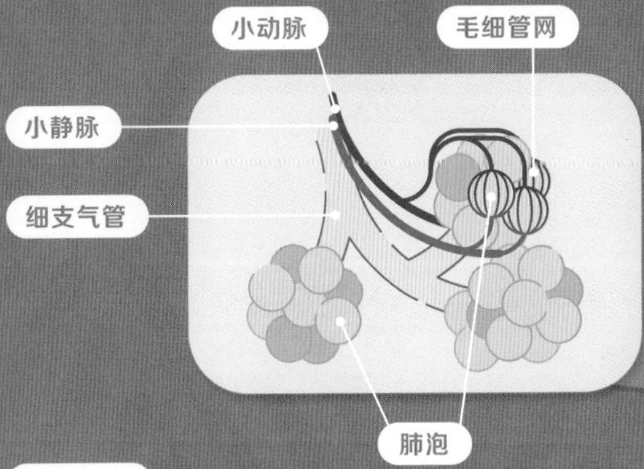

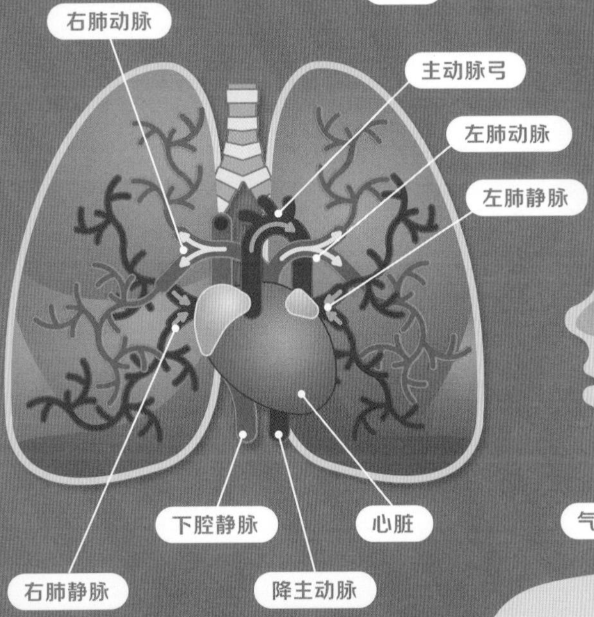

气管

支气管

小动脉

毛细管网

小静脉

细支气管

肺泡

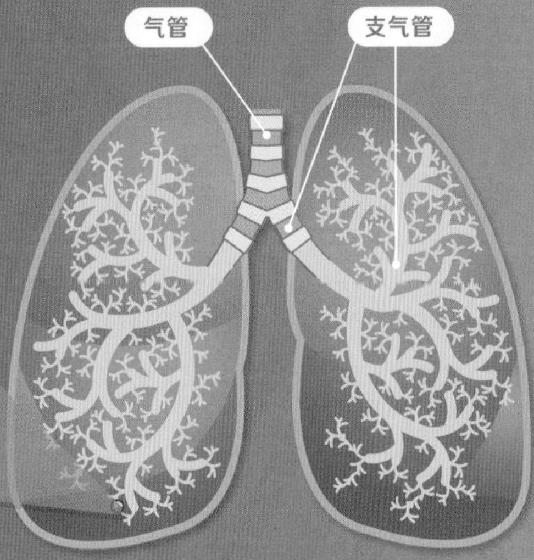

右肺动脉

主动脉弓

左肺动脉

左肺静脉

下腔静脉

心脏

右肺静脉

降主动脉

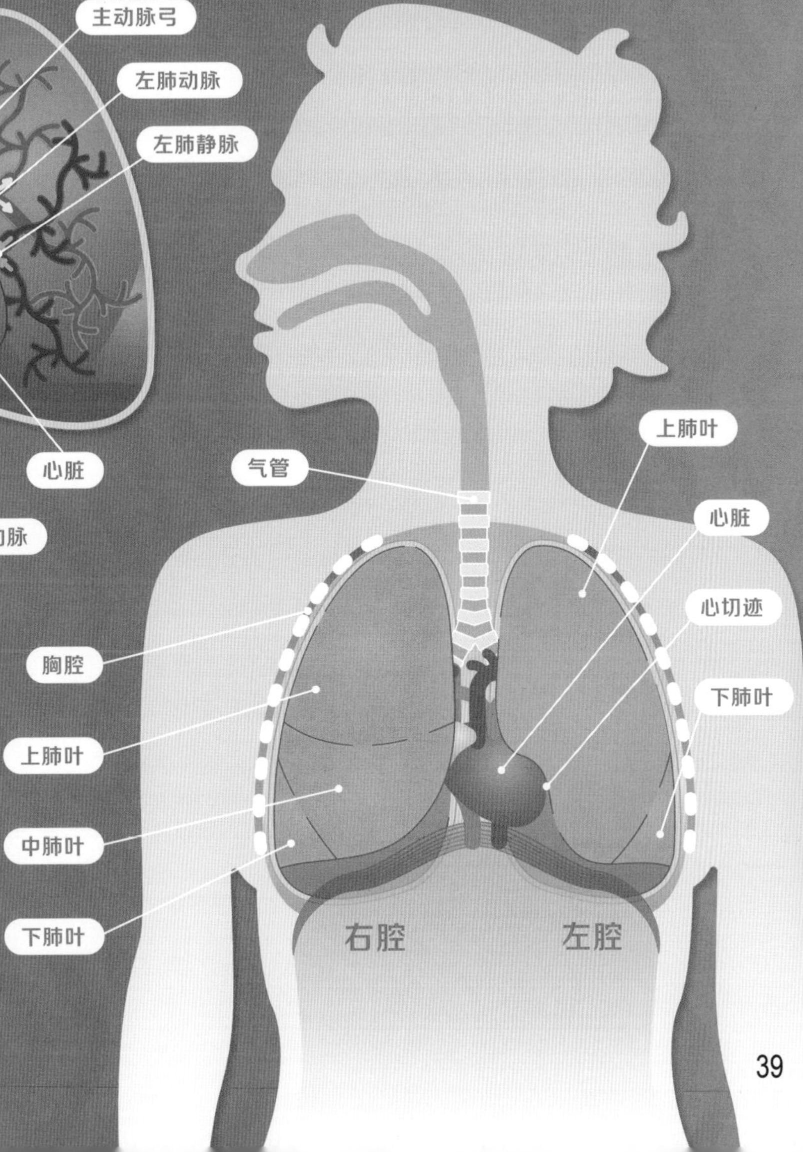

上肺叶

心脏

气管

心切迹

下肺叶

胸腔

上肺叶

中肺叶

下肺叶

右腔

左腔

关于呼吸系统的
7 个惊人事实

■ 撰文：约瑟夫·卡斯特罗

1. 光是呼吸就会流失大量水分

呼吸可以让你的细胞吸收所需的氧气，并排出体内的二氧化碳。但是当你呼气的时候，你也会呼出很多水分。根据 2012 年发表在《波兰肺炎学与过敏学》（*Polish Pneumonology and Allergology*）期刊上的一篇文章，人类在休息状态下，每小时会呼出 17.5 毫升的水分。但锻炼时失去的水分是呼吸的四倍。

3. 肺是唯一可以浮在水面上的器官

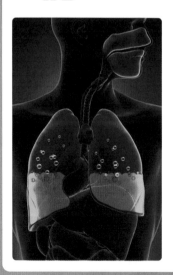

你的每一侧肺都含有大约 3 亿个被称为肺泡的气球状结构，当你呼吸时，肺泡形成了一个表面积巨大的区域，供气体交换。当这些结构充满空气时，肺就成为人体中唯一能浮在水面上的器官。

2. 有些人可以屏住呼吸超过 20 分钟

成年人能屏住呼吸的平均时间在 30 到 60 秒之间。这一限制更多地与二氧化碳积累导致血液酸化有关，而不是因为缺氧，你的身体会将氧气储存在被称为肌红蛋白的肌肉蛋白质中。但自由潜水者——不使用水肺等呼吸设备就可以进行潜水运动的人——有不同的技术，比如过度换气，以降低血液中的二氧化碳浓度，使他们能够屏住呼吸很长时间。

丹麦的斯蒂·塞韦林森（Stig Severinsen）目前是自由潜水时间最长的吉尼斯世界纪录保持者。2010 年，他在水下憋了 22 分钟气。

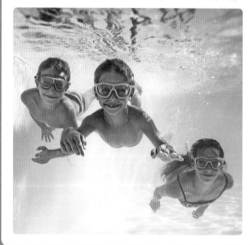

4. 喷嚏中的微粒的传播速度可能没有人们想象的那么快

在过去，人们通过模型研究，估计打喷嚏的速度为每小时 180 千米。在广受欢迎的探索频道系列节目《流言终结者》（*MythBusters*）中，主持人杰米·海尼曼（Jamie Hyneman）和亚当·萨维奇（Adam Savage）记录的喷嚏的最大速度为每小时 63 千米。然而，2013 年发表在《公共科学图书馆·综合》（*PLOS ONE*）杂志上的一项研究发现的打喷嚏的最大速度，甚至比《流言终结者》中测出的速度还要低。通过使用高速摄像机和 LED 灯，研究人员发现受试者打喷嚏的速度只有每小时 16 千米。

6. 肺和气管在古埃及是重要的象征

在人类和其他动物中，肺和气管必须协同工作，为身体的组织和细胞提供氧气。古埃及人明白这种协同对生存的重要性，并创造了一个象形文字，描绘了连接在气管上的肺，象征上埃及和下埃及的团结，这对国家的强大和健康发展是必要的。因为法老负责统治这两块土地，所以有时会在属于法老的文物上发现肺－气管的象形文字，包括衣服、家具和珠宝。

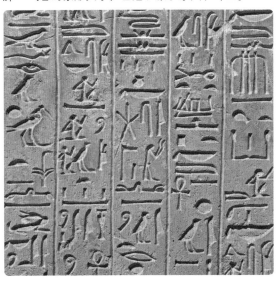

5. 普通感冒可以由数百种不同的病毒引起

普通感冒是迄今为止最普遍的呼吸系统疾病，可能是当今已知的最常见的疾病。根据美国疾病控制与预防中心的数据，普通感冒是导致人们去看医生和请假的主要原因。仅在美国，每年就有超过 10 亿例普通感冒病例。感冒通常被认为是"鼻病毒"的同义词，这种病毒最常导致这种疾病。但实际上有 200 多种病毒会导致感冒，包括人类冠状病毒和呼吸道合胞病毒。

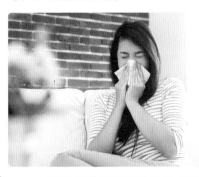

7. 13 世纪的人最早描述了肺循环

肺循环是血液从心脏输送到肺部再回到心脏的过程。在这一流动过程中，血液持续从肺部带来氧气并提供给心脏。1243 年，阿拉伯医生伊本·纳菲斯（Ibn al-Nafis）是第一个描述这一复杂过程的人，他在他的著作《阿维森纳医典解剖学注释》（*Commentary on Anatomy In Avicenna's Canon*）中详细描述了这一过程。根据 2008 年《应用生理学期刊》（*Journal of Applied Physiology*）上的一篇文章，直到 300 年后，欧洲学者才得出同样的结论。

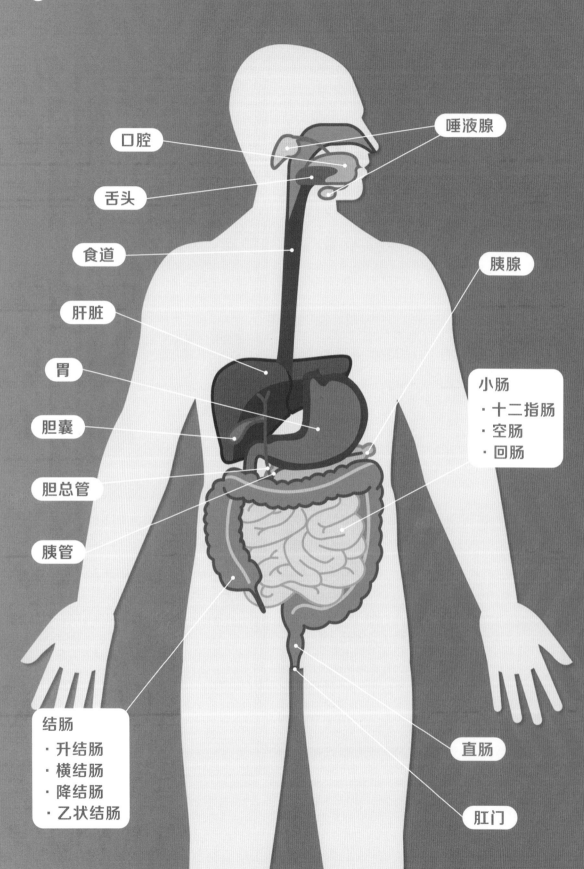

口腔

舌头

食道

肝脏

胃

胆囊

胆总管

胰管

唾液腺

胰腺

小肠
·十二指肠
·空肠
·回肠

结肠
·升结肠
·横结肠
·降结肠
·乙状结肠

直肠

肛门

消化系统

消化系统有两个主要功能：将食物转化为身体所需的营养物质，并清除体内的废物

■ 撰文：金·安·齐默尔曼

人体消化系统由一系列器官组成，它将食物转化为人体吸收的必需营养物质，并清除未使用的废物。消化系统对身体健康至关重要，因为如果它停止运转，身体就无法得到营养，也无法清除废物。

消化系统也被称为胃肠道，从口腔开始，包括口腔、咽、食道、胃、小肠（包括十二指肠、空肠和回肠）、大肠（包括盲肠、阑尾、结肠、直肠和肛管）。根据美国胃肠内窥镜学会（ASGE）的数据，整个系统——从嘴到肛门——大约有9米长。消化从口腔开始。即使是食物的气味也会导致唾液的产生。唾液是由口腔的唾液腺分泌的，其中含有一种酶，唾液淀粉酶，可以分解淀粉。牙齿是骨骼系统的一部分，在消化方面也起着关键作用。食肉动物的牙齿用来杀死猎物并分解肉。食草动物的牙齿用来磨碎植物和其他食物，让消化过程变得更容易。

吞咽将咀嚼过的食物推入食道，在那里食物依次通过口咽和喉咽。此时，食物成了小圆团的样子，消化变成了无意识行为。一系列称为蠕动的肌肉收缩，将食物运送通过消化系统的其余部分。美国国立卫生研究院指出，食道会排空，所有食物都会到胃里。

ASGE介绍，胃里的胃液，主要是盐酸和胃蛋白酶的混合物，开始分解蛋白质，并杀死可能存在的有害细菌。这个过程经过一两个小时，一种叫作食糜的黏稠的半液态糊状物就形成了。

此时幽门括约肌瓣膜打开，食糜进入十二指肠，在那里与胰腺分泌的消化酶和胆囊分泌的酸性胆汁混合［根据克利夫兰诊所（Cleveland Clinic）的说法］。食糜的下一站是小肠，这是一个约6米长的管状器官，人部分营养物质的吸收都发生在这里。营养物质进入血液并被运送到肝脏。肝脏利用糖和碳水化合物产生糖原，为身体提供能量，并将膳食蛋白质转化为血液系统所需的新蛋白质。肝脏还能分解不需要的化学物质，如酒精，这些化学物质被脱毒并作为废物排出体外。剩下的所有物质都会进入大肠。大肠长约1.5米，其功能主要是吸收水分、维生素和无机盐，并将食物残渣形成粪便，排出体外。大肠中的结肠有四个部分：升结肠、横结肠、降结肠和乙状结肠。食糜中的水在这里被吸收回体内，粪便主要由水（约75%）、膳食纤维和其他废物组成（根据克利夫兰诊所的说法）。粪便储存在大肠中，直到通过排便排出体外。

关于消化系统的
6 个惊人事实

■ 撰文：约瑟夫·卡斯特罗

1. 食物不需要重力也能到达胃

当你吃东西的时候，食物并不是简单地沿食道下滑进入你的胃。食道的肌肉以波浪形的方式收缩和放松，这就是所谓的蠕动，将食物通过小管道推入胃中。由于蠕动，即使你倒挂着吃东西，食物仍然能够到达你的胃。

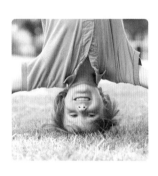

2. 胃并没有承担大部分消化工作

人们普遍认为胃是消化的中心，这个器官确实在所谓的机械消化中发挥了重要作用——它搅动食物，将食物与胃液混合，将食物碎片进行物理分解，并将它们变成一种叫作食糜的黏稠糊状物。但胃实际上只参与很少的化学消化——这个过程将食物减小到分子大小，这是营养物质被吸收到血液中所必需的。相反，占消化道长度约三分之二的小肠是大部分营养物质消化和吸收的地方。在用强大的酶进一步分解食糜后，小肠吸收营养物质并将其输送到血液中。

3. 小肠的表面积十分巨大

小肠长约 7 米，直径约 2.5 厘米。根据这些测量结果，你会认为小肠的表面积约为 0.6 平方米，但实际上约为 250 平方米，大约相当于一个网球场的大小。这是因为小肠有三个特征可以增加它的表面积。肠壁有褶皱，也含有绒毛结构，绒毛是吸收组织的手指状突起。绒毛又被称为微绒毛的微小突起所覆盖。所有这些特征都有助于小肠更好地吸收食物。

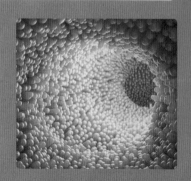

4. 肠胃胀气的气味来自细菌

肠道气体，或肠胃胀气，包括吞咽进体内的空气和胃肠道细菌发酵产生的气体。消化系统不能分解或吸收食物中的某些成分，这些物质只是沿着肠道一路被推着进入大肠。成群的肠道细菌开始工作，在这个过程中释放出各种气体，包括二氧化碳、氢气、甲烷和硫化氢（它使肠胃胀气散发出臭鸡蛋的臭味）。

5. 胃必须保护自己不受自己的伤害

胃内壁的细胞每天分泌大约 2 升的盐酸，这有助于杀死细菌并帮助消化。如果你觉得盐酸听起来很熟悉，那可能是因为这种强效化学物质通常用于去除钢板和钢卷上的铁锈和水垢，也存在于一些清洁用品中，包括马桶清洁剂。为了保护自己免受腐蚀性酸的侵害，胃内壁有一层厚厚的黏液。但这种黏液不能无限期地缓冲消化液，所以胃每两周就会产生一层新的黏液。

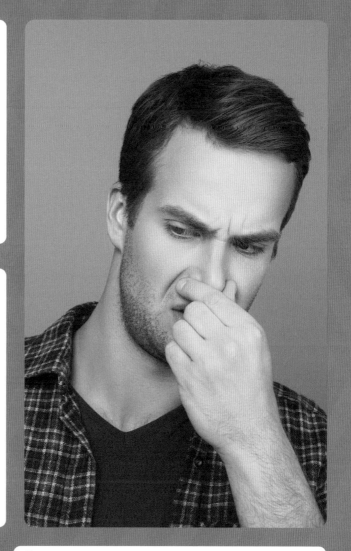

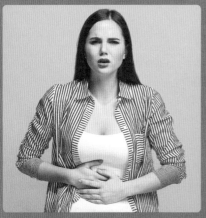

6. 肚子咕咕叫在任何时候都可能发生不仅仅是在你饿的时候

肚子咕咕叫是胃和小肠蠕动的结果，也就是说，它们是由于食物、液体和气体通过胃肠道时正常消化造成的。不过，当胃肠道很空时，肚子叫的声音会更大，因为没有任何东西抑制声音。那么为什么胃里没有食物的时候肌肉会收缩呢？胃将其内容物排入小肠后，会向大脑发送信号，大脑给出的反应是让消化肌肉蠕动。肌肉收缩会确保没有多余的食物留在胃里，由此产生的信号咆哮着告诉你，你的身体需要食物。

关于饥饿的科学发现

为了帮助你更好地理解和控制你的饥饿感，趣味科学网采访了相关研究人员。从驱动饥饿感的分子信号到渴望的心理，这些研究人员从各个方面对饥饿感进行了研究

■ 撰文：萨拉·G. 米勒（Sara G. Miler）

无论你是想减肥、维持体重，抑或只是想保持健康，你总会在某些时候感到饥饿。但一有冲动就吃东西并不总是健康——这是因为饥饿并不像你想象的那么简单。

一张复杂的信号网络遍布大脑和身体，决定着我们如何以及何时感到饥饿。甚至我们为什么会感到饥饿这个问题也不总是那么容易回答。吃东西的动力不仅来自身体对能量的需求，还来自我们环境中的各种暗示，以及我们对快乐的追求。

我们深入挖掘了那些刺激饥饿人群的研究，以了解他们体内到底发生了什么。我们发现，战胜饥饿感不仅仅是吃东西填饱肚子（尽管这当然有帮助！），它还包括了解你的渴望，以及如何对抗渴望。而其他生活方式的选择，比如睡眠、锻炼和压力，也在身体如何体验饥饿方面发挥作用。

> ## 你知道吗？
> 2007 年的一项研究发现，谈论渴望可能有助于消除渴望

以下是我们关于饥饿以及如何战胜饥饿的科学发现。

什么是饥饿？稳态与享乐

在我们开始之前，有一点很重要，首要先准确理解什么是饥饿——你的大脑和身体里发生了什么，会让你说"我饿了"？

"事实证明，感觉饥饿至少意味着两件事，而且它们非常不同，"费城德雷塞尔大学（Drexel University）的心理学教授迈克尔·洛（Michael Lowe）表示，"当然，关于饥饿有一个传统概念：当你几个小时都没有吃东西时，你的胃开始咕咕叫，你会感觉到那些与饥饿相关的身体感觉。这种饥饿感源于你的身体对卡路里的需求。对能量的需求会发出信号——到吃东西的时间了。研究人员将这种饥饿称为'稳态饥饿'。"

"稳态饥饿由一系列遍布大脑和身体的复杂信号所驱动，这些信号告诉我们，我们需要食物来补充能量。"体重管理诊所（Weight Health Management Clinic）主任兼密歇根大学（University of Michigan）健康系统代谢、内分泌学和糖尿病内科助理教授埃米·罗思伯格博士（Dr. Amy Rothberg）说。

当能量储存不足时，体内的激素

体内的饥饿激素

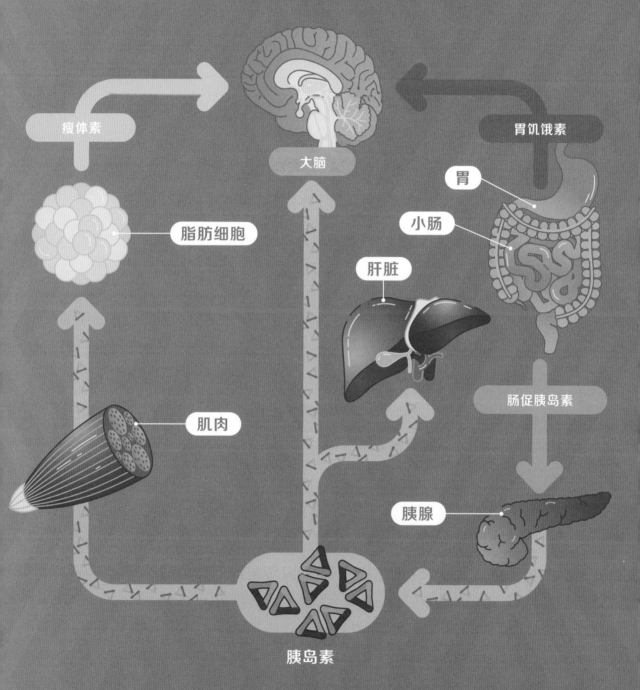

就会发出信号，胃饥饿素（有时被称为"饥饿激素"）的水平就开始上升，但一旦这个人开始进食，胃饥饿素就会被抑制。此外，当食物在体内输送时，一系列的饱腹感反应（这是饱腹的信号）被激发出来，从口腔开始，一路向下通过胃和小肠。这些信号有效地告诉大脑："嘿，我们在这里找到食物了！"

此时在大脑中，另一系列信号正在起作用。这是两组相反的信号：刺激饥饿的肽和抑制饥饿的肽。这些肽是激素，负责告诉大脑一个人需要吃东西或一个人感觉饱了。

不用多说，摆脱稳态饥饿的最好方法就是吃东西。"要想在一段时间内（对身体健康有利的时长）保持饱腹感，最好的办法就是吃营养丰富的食物，让你饱腹。"罗恩伯格在回答趣味科学网采访时这样表示。

"含有纤维和瘦肉蛋白的饮食非常有饱腹感，"罗思伯格说，"蛋白质是最能填饱肚子的常量营养素。"事实上，最近发表在《营养与饮食学会期刊》（Journal of the Academy of Nutrition and Dietetics）上的一项荟萃分析（Meta-analysis）研究得出结论，与摄入少量蛋白质相比，摄入大量蛋白质确实会增加饱腹感。

但有一点很重要，要小心某些食物。例如，零卡路里的甜味剂会混淆饱腹感信号，让你的大脑误以为你吃得不多（但实际上你已经吃了很多了），从而导致你吃得更多。

关于这些甜味剂对人体的影响，健康专家之间存在很多争论。例如，尽管它们可以帮助人们控制血糖水平，但它们是否能帮助人们降低卡路里摄入量或减肥，各类证据并不一致。在采访中，罗思伯格特别提到了零卡路里甜味剂可能会影响饥饿感和饱腹感。

另一类需要小心的食物是富含脂肪和糖的超加工食品。人们吃东西不仅仅是为了卡路里，也为了快乐，但是像这样的食物会驱使大脑想要更多，基本上压倒了大脑中正常的饱腹感信号，罗思伯格说。（超加工食品是指除了糖、盐、油和脂肪外，还包括乳化剂、香料和色素等添加剂的食品，比如薯片或冷冻比萨。）

当然，如果人们吃东西只是为了身体所需的卡路里，那事情就简单了，但情况并非如此。"人们不一定是因为接收到控制我们能量储存的信号才吃东西，"罗思伯格说，"相反，有时候，你就是想吃东西。"

这种饥饿称为"享乐饥饿"。但享

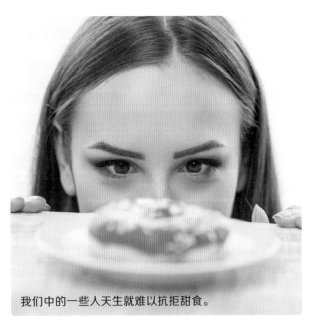

我们中的一些人天生就难以抗拒甜食。

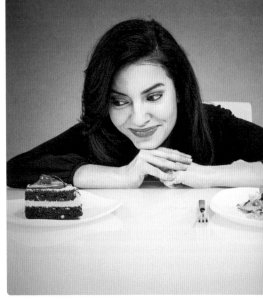

冥想和正念可以帮助你控制渴望。

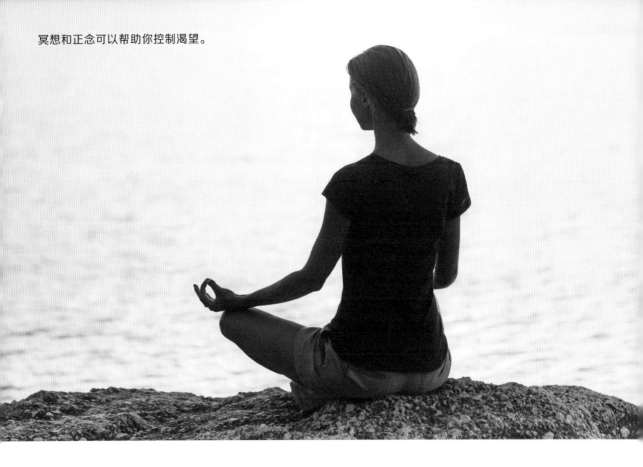

乐饥饿——想吃东西，沉迷于食物或渴望某些东西——并不像稳态饥饿那样容易理解，迈克尔·洛说。"享乐饥饿"一词是 2007 年由他领导撰写的一篇评论中创造的，发表在《生理与行为》（*Physiology & Behavior*）期刊上。洛说："关于享乐饥饿，最被广泛接受的理论是，人类很久以前就形成了对美食的偏好，在现代环境中，由于美食随处可见，这种偏好已经失控了。"即使在不需要吃东西的时候，人们也会想吃。而人们越是经常吃美味的食物，他们的大脑就越会期待，就越想吃。你可以称之为饥饿，但产生这种"饥饿"感的原因似乎更多的是寻求快乐，而不是需要卡路里。

　　但重要的是人们要意识到，两种类型的饮食都会涉及愉悦感。愉悦感与稳态饮食和享乐饮食都相关，而对卡路里的需求只发生在稳态饮食中。例如，当一个人处于稳态饥饿状态时，对卡路里的需求和吃东西带来的快乐共同激发了他的食欲。另一方面，那些处于"享乐饥饿"状态的人吃东西只是因为愉悦感的驱使。

　　洛说："这两种类型的饥饿并总不是泾渭分明的，而是代表了一个连续统一体的两端。在这两种情况下当然都有饥饿感：一个人在 12 个小时或更长时间内没有吃东西，这是一种稳态饥饿感，而一个人在吃完一顿饱饭后想吃甜点，这是一种享乐饥饿感。但不存在一个特定的点可以让人们说，他们的饥饿感已经从卡路里驱动转变为纯粹的快乐驱动。"

你知道吗？

在美国，抑制食欲的药物和产品形成了一个价值数十亿美元的产业

　　即使人们可以识别出他们的饥饿更像是享乐饥饿而不是稳态饥饿，享乐饥饿仍然有点难以对抗。

　　对抗享乐饥饿的最佳做法是把那些非常可口、诱人的食物放在屋外，洛建议道。但如果你

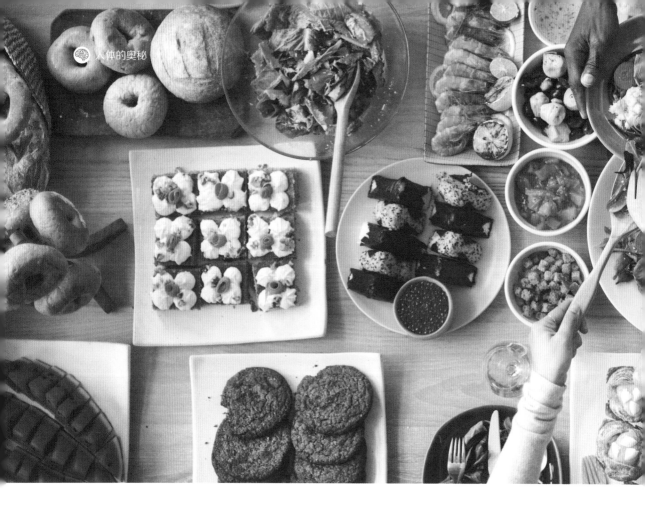

不想清理你的食品储藏室，另一个建议是试着通过吃一些"危害较小"的食物来抑制欲望——例如，吃一块水果来代替一块糖果，然后看看你是否还想要甜食。最后，控制食量也可能有所帮助。例如，不要在冰箱里放半加仑（约1.9升）的冰淇淋，而是买巧克力冰棒或冰淇淋三明治，然后只吃一个。

控制渴望

吃东西的"欲望"听起来可能和"渴望"很相似，而且两者之间肯定有重叠。不过，"渴望"通常被定义为对特定食物的短期欲望，而享乐饥饿是对美食的一般欲望，洛解释道。英国普利茅斯大学（Plymouth University）的心理学教授乔恩·梅（Jon May）也认为，对食物的渴望是饥饿的一部分。

但一个人对饥饿感的最终反应方式决定了他的食物渴望是否会发展。一种关于食物渴望如何发展的理论被称为"细化侵入理论"（elaborated intrusion theory），梅和他的同事在2004年发表在《记忆》（Memory）杂志上的一篇论文中首次提出这一概念。

梅说，要理解"细化侵入理论"，以及它如何应用于对食物的渴望，可以这样考虑：人们并不总能意识到自己饿了，直到这种感觉变得非常强烈，或者直到一个人没有其他事情可做，这时对饥饿的意识便成为他们关注的焦点。例如，一个人正在非常努力地要完成一项工作任务，当终于完成时，他会意识到自己饿了。"这种从无意识到有意识的转变使得饥饿显得非常重要，所以我们关注它——我们称之为侵入性想法。"如果这个人马上去吃东西，这个想法就会得到处理，他就不需要渴望任何东西了。但如果这个人不去吃东西，那个侵入性想法就会一直停留在他脑子里。

也许他会想象食物的色、香、味，思考去哪里弄到一些食物，等等。因为想到食物是令人愉快的，所以我们会持续这样做，而这会使自己越来越清楚地意识到自己饿了（却还没吃东西）。

你知道吗？

富含纤维的食物会触发释放相关激素，让你更有饱腹感

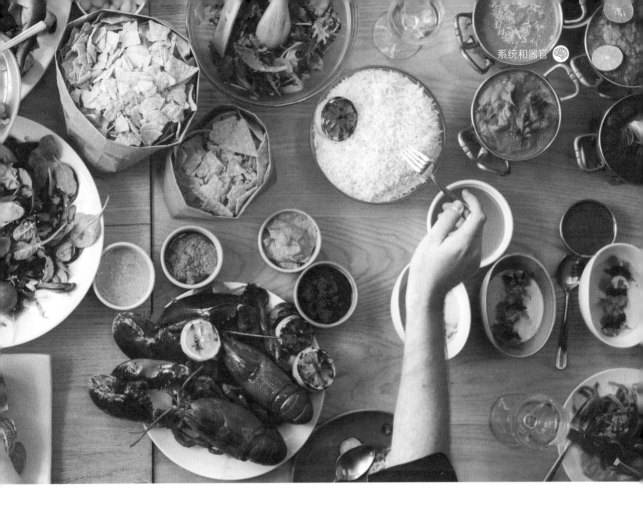

通过细化最初的侵入性想法，这个人产生了一种渴望。想象食物细节会导致情绪反应，从而进一步加剧对食物的渴望。事实上，研究表明，想象食物对渴望起着如此重要的作用，甚至仅仅是"想象一种食物"这个指令本身也会引发渴望。因此，要阻止一个人对食物的渴望，最好的办法就是截断想象食物所需的心理过程。想象其他的视觉意象是一个很好的开始。在科学家们进行的大量研究中，梅研究的是通过让大脑执行其他任务来对抗饥饿。"我们尝试了各种各样的任务，从直接指示，到想象与食物无关的场景，到闭眼用黏土捏制各种形状，再到玩《俄罗斯方块》——在这个游戏中你必须想象某个形状该怎么旋转才能完美装进空缺，"梅表示，"《俄罗斯方块》的效果很好，因为它的节奏非常快，你必须想象一个又一个的形状该怎么旋转。"他补充道："总的来说，'一项任务越需要持续的视觉图像，它就越能减少对食物的渴望'，因为'食物意象无法潜入'你的脑海。当然，每个人的渴望都是短暂的，强度也会有所不同。"

虽然一个人可以通过停止细化侵入性想法来抵制渴望，但几分钟后仍然有可能出现新的渴望。但研究表明，尝试这些具体的任务可能会降低人们的渴望强度以及食量。例如，在 2013 年发表在《食欲》（Appetite）期刊上的一项研究中，研究人员发现，那些每当想吃东西就会看一款智能手机应用程序——上面显示了快速变化的视觉图像——的女性报告，应用程序会让她们吃东西的渴望变得不那么强烈。更重要的是，在两周的实验时间里她们摄入的卡路里也更少了。在另一项时间较短的研究中，研究人员发现，在四天的实验时间里，让大学生在想吃东西时生动地想象自己在进行一项最喜欢的活动，也可以降低对食物的渴望强度。

"知道渴望是如何开始和停止的，有助于你让它们消退，而不必对它们做出反应。"梅说。"如果你能忍住，大多数时候渴望都会自己消退，但如果你需要帮助来增强你的意志力，那么，想象一个熟悉的、愉快的场景会有所帮助，闭着眼摆弄一些东西，专心捏制形状而不看它们也会有帮助。"

自从梅在 2004 年首次提出细化侵入理论以来，其他许多研究人员也对这一理论进行了探索，而且有了越来越多的证据支持。2015 年，梅写了一篇回顾文章，详细介绍了这一理论是如何在渴望和成瘾研究领域流行起来的。

长期控制饥饿感

不仅是我们当下对食物的渴望，我们体内调节饥饿的机制也是很复杂的。除了我们每天吃的食物之外，还有许多因素会影响这些机制。这些因素包括睡眠、运动和压力……

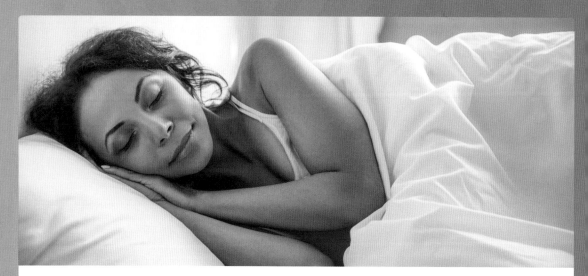

睡眠

研究显示，睡眠不足会增强饥饿感，芝加哥大学（University of Chicago）内分泌学、糖尿病和新陈代谢研究助理埃琳·汉隆（Erin Hanlon）表示。

例如，睡眠不足可能导致胃饥饿素的增加和瘦体素的减少。这些激素变化被认为主要与稳态饥饿有关，但越来越多的证据表明，睡眠不足也可能导致享乐饥饿，汉隆解释说。

研究人员知道，当人们睡眠不足时，他们的饥饿感和食欲会增强。但实验室的研究表明，睡眠不足的人食量远远超过了他们自身的热量需求，这表明他们吃东西还为了自我奖励和快乐。

汉隆 2016 年 2 月发表在《睡眠》（Sleep）期刊上的研究，着眼于享乐饮食的一个可衡量的指标：血液中内源性大麻素（EC）的水平。EC 是一种化合物，它能激活大麻活性成分所能激活的受体，从而增加愉悦感。EC 水平通常会在一天中上升和下降，并与饮食有关。然而，目前还不清楚是这些化合物促使一个人吃东西，还是一旦一个人开始吃东西，这些化合物就让人更难停下。

研究人员发现，在睡眠不足（受试人员只睡了 4.5 小时而不是 8.5 小时）后的 24 小时内，EC 水平在一天中的晚些时候达到峰值，而且与睡眠充足时相比，EC 水平保持在较高水平的时间更长。这些情况与研究中的其他测量结果相吻合，包括当受试人员报告饥饿和食欲增加时的 EC 水平，以及当他们报告想吃更多零食时的 EC 水平。总的来说，这项研究的结果进一步证明了睡眠不足在进食和饥饿中起着重要作用。

但是，尽管越来越多的证据表明，睡眠不足会增强这两种类型的饥饿感，但反过来是否也是如此，仍然是个问题——如果人们睡得更多，他们就会不那么饿吗？

一些研究结果表明，增加睡眠时间可能会减少对某些食物的渴望。但到目前为止，大多数关于"睡眠延长"的研究更多是关注睡眠如何影响血糖水平，而不是人们选择什么食物以及他们吃了多少，汉隆解释说。要回答这些问题还需要更多的研究。

运动

对于那些曾经在运动后感到饥饿的人来说，运动可以抑制食欲的观点听起来可能违反直觉。但一些研究表明，某些类型的体育活动——短时间的高强度锻炼——可能会抑制一些会刺激食欲的激素的水平。

根据科学文献，"运动肯定会降低刺激食欲的激素——胃饥饿素的水平。"加拿大威尔弗里德·劳里埃大学（Wilfrid Laurier University）运动机能学和体育教育助理教授汤姆·黑兹尔（Tom Hazell）说。然而，并非所有关于这一特定课题的研究都显示出运动有这种效果，他补充说。

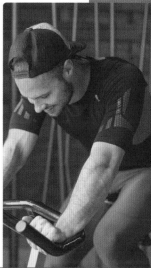

"运动似乎也会让其他激素的水平提升，比如胆囊收缩素和 YY 肽，它们有抑制食欲的作用。"黑兹尔接受趣味科学网采访时表示。"然而，关于运动如何影响这些激素的抑制和释放，还需要进行更多的研究。这仍然是一个相对较新的研究课题。"他补充说。

但并非所有类型的运动都有相同的效果。大多数人在进行低 – 中强度的运动之后实际上会感觉更加饥饿。而许多人都更偏好低 – 中强度的运动。

身体试图补充运动中消耗的能量似乎是合乎逻辑的，当进行低 – 中强度锻炼时，运动后补充能量相对容易。换句话说，为了恢复平衡，身体需要吃一些食物来补充刚刚消耗掉的卡路里。但是，相比之下，当一个人进行高强度的锻炼时，身体在新陈代谢方面经历了更多的变化，而不仅仅是消耗卡路里。

因此，尽管身体确实想要补充能量储备，但在此之前，它会优先处理其他变化。不过所有这些都回避了一个问题，如果你感觉饿了，运动能消除这种感觉吗？

"我认为，如果一个人饿了，并进行了足够强度的锻炼，他仍然会因锻炼减少饥饿感而受益。"黑兹尔说。

在你感觉饥饿的时候进行锻炼"也是一个有趣的先发制人的选择"，他补充说。虽然人们还没有对这方面开展正式研究。

压力

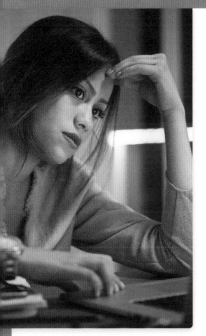

谈到影响饮食的因素，我们很难忽视传统的压力性饮食。但不同类型的压力对不同的人有不同的影响，爱荷华大学（University of Lowa）的精神病学家迈克尔·卢特尔博士（Dr.Michael Lutter）说。

卢特尔表示（他对进食和饮食失调的神经学基础进行了研究），主要压力源如战争、饥荒和严重的创伤，都可能增加患严重精神疾病的风险，如重度抑郁症和创伤后应激障碍，而这两种疾病都会影响食欲。但关于轻度压力源——人们日常经历的那种压力源——是否会引发饥饿还不太清楚，卢特尔说。在调查中，大约 40% 的人说他们在压力下会吃东西，但另外 40% 的人说他们在压力下食欲会下降。至于剩下的 20% 呢？他们没有报告效果，卢特尔说。

目前还不清楚压力诱导性进食的原因。"从历史上看，压力诱导性进食主要与皮质醇（压力激素）有关。"卢特尔说。但这种联系的基础是，有研究表明，药物或疾病导致的高水平皮质醇会影响新陈代谢。轻微压力也会导致皮质醇水平急剧上升，但此时皮质醇的增加幅度要小得多，持续时间也不长，所以不完全清楚"压力诱发的"皮质醇变化在多大程度上驱动了安慰性饮食，他说。

此外，"胃饥饿素，可能还有瘦体素，也可能导致食物摄入量和体重的变化，以应对慢性压力"，卢特尔说。"不过，支持这一结论的最有力的实验数据来自老鼠，而不是人类。"他补充道。

对于那些想要减少"压力性饮食"的人来说，目前研究最成熟的可能是基于正念（"正念"是指一个人学会时时刻刻意识到自己的身心感受）的方法。不过，这方面的证据并不是压倒性的，卢特尔说。除了正念之外，另一种方法是记录自己的饮食，这样可以帮助你监控食物摄入与情绪变化之间的关系。

"肉汗"的真相

为什么多吃肉会导致蛋白诱导性出汗

■ 撰文：布兰登·斯佩克特（Brandon Specktor）

情景喜剧《老友记》里有一集，乔伊一口气吃掉了一整只感恩节火鸡。"呜！"肚子饱胀的乔伊呻吟着，把被吃得只剩骨架的火鸡推开，"肉汗来了。"

也许你知道乔伊在说什么。也许你曾在夏日烧烤会上吃了太多的烤肉，或者在节日餐桌上吃了太多的火腿或火鸡，然后突然需要换件干衣服。或者你刚刚在电视上观看了一年一度的内森国际吃热狗速食大赛（Nathan's Hot Dog Eating Championship），你目瞪口呆地看到选手们把一只又一只热狗塞进他们的大嘴，脸上汗流如注。

虽然听起来很傻，但"肉汗"——吃了太多肉之后会出汗的现象——对那些经历过的人来说似乎是真的。但有科学依据吗？肉汗是一种真实的生理状况吗？如果是，是什么让肉变得这么麻烦？

> ### "分解不同的食物需要的能量不一样多，而富含蛋白质的肉类需要的能量最多"

A&M University）专攻碳水化合物代谢的生物化学研究生科雅·慕克吉（Keya Mukherjee）表示，这一切都与身体分解蛋白质的方式有关。

"蛋白质是非常复杂的分子，比起脂肪或碳水化合物，它的代谢或分解需要更多的能量，"慕克吉说，"如果你摄入了大量蛋白质但没有吃太多其他东西，你的身体就会产生大量的能量和热量。当然，这可能会导致出汗。"

代谢任何类型的食物都需要能量。2009年的一篇医学研究综述发现，当消化一顿大餐时，身体的能量消耗会增加约25%。与运动一样，额外的能量消耗以热量的形式体

你知道吗？
蛋白质中有20%~30%的卡路里被身体用于消化

虽然你在任何医学词典中都找不到"肉汗"这个词，但你可以找到大量关于消化机制的文献，这些文献表明"肉汗"是有可能的。得克萨斯农工大学（Texas

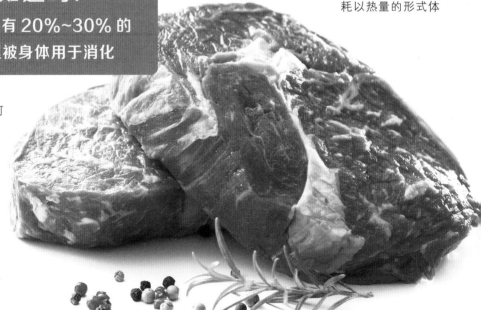

现。消化时会消耗足够的能量，产生的热量实际上可以提高你的核心体温。这就是所谓的"食物热效应"，你的每次消化都会产生这种效应。

那么，肉是怎么回事呢？关键在于：分解不同的食物需要的能量不一样多，而富含蛋白质的肉类需要的能量最多。

慕克吉说，这背后可能有几个原因。一是蛋白质是通过许多小化学键连接而成的复杂分子。在蛋白质被代谢之前，每一个键都需要被不同类型的酶打破。产生这些酶需要你的身体付出额外的努力。

另一个原因可能是你的身体非常喜欢蛋白质，它会立即利用消化蛋白质产生的能量开始制造新的蛋白质。"这个过程热量也很密集。"慕克吉说。

甚至肉类的质地也会在消化大战中产生影响。慕克吉说："由于肉质的韧性和复杂性，人们在吞下它之前需要仔细咀嚼。"这意味着咀嚼每一大块蛋白质需要做更多的工作，而相应地，咀嚼每一口都会产生更多的能量和热量。

换句话说，当职业竞技食客"洛杉矶怪兽"（L.A. Beast）告诉"嗡嗡喂"新闻网站（BuzzFeed）"吃一大块肉就像去健身房一样"时，他可能并没有那么夸张。

所以，烧烤后出点汗没什么好担心的。去拿第二个（或第三个，或第四个）热狗吧！

然而，专家说，考虑到公众最初意识到"肉汗"是通过食物竞赛——这是一种通过快速吞下大量食物而获胜的消遣，肉汗可能不应该成为你日常生活的一部分。慕克吉说，如果你生活中出现了"肉汗"的迹象，这可能表明你的饮食不平衡，或者你的身体没有按应有的方式代谢食物。

"如果你经常在吃饭时大量出汗，你可能有其他代谢紊乱问题，可能应该去检查一下。"慕克吉在采访结束时提示到。

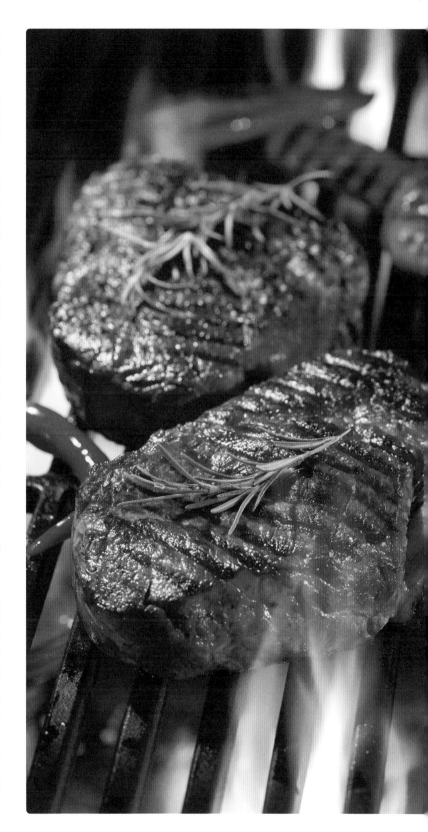

下丘脑

松果体

垂体

甲状腺和甲状旁腺

胸腺

胰腺

卵巢
（女性）

肾上腺

睾丸
（男性）

胎盘
（孕期）

内分泌系统

内分泌系统是一组腺体的集合，这些腺体产生各类激素，用于调节新陈代谢、生长发育、组织功能、性功能、生殖、睡眠和情绪等

■ 撰文：金·安·齐默尔曼

妙佑医疗国际指出，内分泌系统由脑垂体、甲状腺、甲状旁腺、肾上腺、胰腺、卵巢（女性）和睾丸（男性）等内分泌腺和内分泌组织组成。

根据健康导师在线网站（Health Mentor Online）的资料，"内分泌"（endocrine）一词来源于希腊语"endo"，意思是体内，以及"crinis"，意思是分泌。一般来说，腺体从血液中选择并运走物质，对它们进行处理，并分泌出最终的化学产物，供身体的某个部位使用。内分泌系统几乎影响身体的每一个器官和细胞。

《默沙东诊疗手册》指出，尽管激素在全身循环，但每种激素都针对特定的器官和组织。内分泌系统还会得到肾脏、肝脏、心脏和性腺等器官的帮助，这些器官具有次级内分泌功能。例如，肾脏会分泌促红细胞生成素和肾素等激素。

甲状腺会分泌一系列影响全身的激素。"甲状腺激素影响许多重要的身体功能，包括心率、皮肤保养、生长、体温调节、生育和消化。"加州大学洛杉矶分校大卫·格芬医学院（David Geffen School of Medicine at UCLA）的医学教授、《默沙东诊疗手册》甲状腺部分的作者杰尔姆·M. 赫什曼博士（Dr. Jerome M. Hershman）说。

"也因此，甲状腺是人体代谢的主要控制中心。"宾夕法尼亚州卡莱尔市迪金森学院（Dickinson Clooege in Carlisle, Pennsylvania）的化学教授辛迪·萨梅特（Cindy Samet）说，"大脑、心脏和肾脏功能，以及体温、生长和肌肉力量等等，都受甲状腺功能的支配。"

你知道吗？

早在 2000 多年前，中医就开始运用基础内分泌学

内分泌系统疾病

激素水平过高或过低表明内分泌系统有问题。如果你的身体没有以正确的方式对激素做出反应，也会发生激素疾病。压力、感染以及血液液体和电解质平衡的变化也会影响激素水平。

在美国，最常见的内分泌疾病是糖尿病，这种病人的身体不能正常处理葡萄糖（一种单糖）。夏威夷凯撒医疗机构（Kaiser Permanente in Hawaii）内分泌科主任珍妮弗·洛博士（Dr. Jennifer Loh）说，这是由于缺乏胰岛素，或者身体对胰岛素不敏感。

低血糖症，发生在血糖低于正常水平时。治疗糖尿病时使用过多胰岛素通常就会产生这个结果。洛指出，低血糖也可能发生在并未接受糖尿病治疗的人身上，但这种情况相当罕见。另一种疾病是甲状腺功能减退症，这是一种甲状腺疾病，当甲状腺不能产生足够的甲状腺激素来满足身体需要时就会发生。洛指出，甲状腺激素不足会导致身体的许多功能减退或完全停止。不过，这种疾病的治疗方法很简单。"甲状旁腺疾病是肾结石的一种病因，不过是可治愈的，"加州圣莫尼卡普罗维登斯圣约翰健康中心（Providence Saint John's Health Center）内分泌外科医生和内分泌肿瘤项目主任、圣莫尼卡约翰·韦恩癌症研究所（Saint John's Cancer Institute）外科助理教授梅拉妮·戈德法布博士（Dr. Melanie Goldfarb）说，"可以通过手术切除腺体的受损部分。"

"压力和感染会影响激素水平"

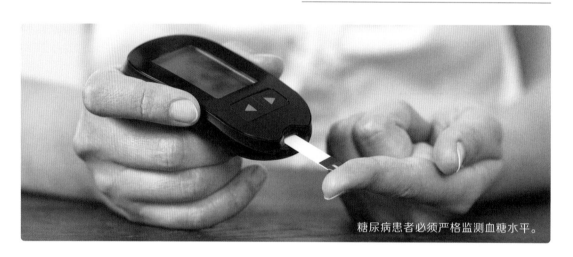

糖尿病患者必须严格监测血糖水平。

内分泌学里程碑

公元前 200 年
中国人开始从人类尿液中分离出性激素和垂体激素，并将其用于医学目的。

1835 年
爱尔兰医生罗伯特·詹姆斯·格雷夫斯描述了一个甲状腺肿大和眼睛突出的病例。后来甲状腺格雷夫斯病以他的名字命名。

1921 年
1921 年，奥托·洛伊在盐水浴中培育青蛙心脏，发现了神经激素。

奥托·洛伊
（Otto Loewi）

1025 年
在中世纪的波斯，作家阿维森纳（Avicenna，980—1037）在《医典》（*The Canon of Medicine*，约 1025 年）中详细描述了糖尿病。

罗伯特·詹姆斯·格雷夫斯
（Robert James Graves）

版权：维康图片
（WellcomeImages）

1889 年
约瑟夫·冯·梅林（Joseph Von Mering）和奥斯卡·闵可夫斯基（Oscar Minkowski）观察到，手术切除胰腺会导致血糖升高，随后患者会昏迷，最终死亡。

1922 年
14 岁的伦纳德·汤普森（Leonard Thompson）是第一个接受胰岛素治疗的糖尿病患者。制药商礼来公司（Eli Lilly）很快开始大规模生产胰岛素。

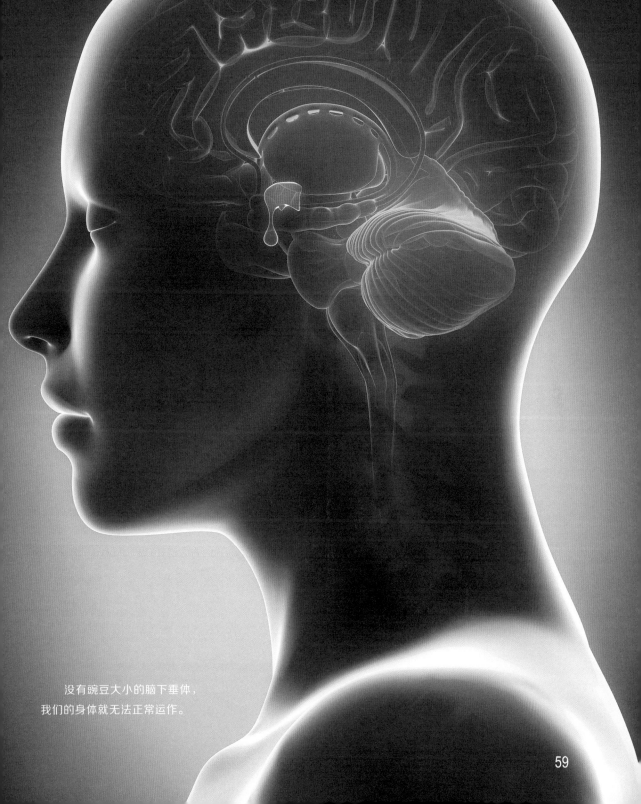

没有豌豆大小的脑下垂体，
我们的身体就无法正常运作。

关于内分泌系统的
6 个惊人事实

■ 撰文：约瑟夫·卡斯特罗

1. "激素"一词只有大约一个世纪的历史

在 19 世纪，科学家们开始认为身体的不同器官之间一定发生着某种化学交流，后来他们认识到某些疾病可以用内分泌组织的提取物来治疗。但是，"荷尔蒙（激素）"这个词直到 20 世纪初才被创造出来。1902年，英国生理学家威廉·贝利斯（William Bayliss）和欧内斯特·斯塔林（Ernest Starling）得出结论，化学物质——他们后来将其命名为激素——控制着胰腺分泌物质。这一观点与当时的主流观点——神经反射触发胰腺分泌——相左（科学家后来发现激素和神经都在胰腺分泌中发挥作用）。这个新术语在 20 世纪上半叶引发了科学家对内分泌系统的不懈研究，他们热切地致力于识别和了解人体内的各种激素。

2. 并非所有激素都来自内分泌系统

内分泌系统的使用激素分泌腺包括肾上腺、下丘脑、胰腺、甲状旁腺、松果体、垂体、生殖腺（卵巢和睾丸）和甲状腺等。但是其他一些通常不被认为属于内分泌系统的器官和组织也会产生和分泌激素。例如，孕妇的胎盘会分泌一些激素，包括雌激素和黄体酮。胃会释放出诱导饥饿的胃饥饿素和胃泌素，刺激胃酸的分泌。

3. 糖尿病曾经是通过品尝尿液来诊断的

糖尿病——病因是胰腺分泌胰岛素不足（调节血糖水平的激素）或身体对胰岛素不敏感，是美国最常见的内分泌失调疾病。据美国国家糖尿病、消化和肾脏疾病研究所（National Institute of Diabetes and Digestive and Kidney Diseases）称，约 8% 的人口受到糖尿病的影响。今天，医生通过血液检查来诊断这种疾病，但另一种方法曾经很常见。据 2000 年发表在《普通内科医学期刊》（*Journal of General Internal Medicine*）上的一篇文章，被称为"医学之父"的古希腊医生希波克拉底（约公元前 460—公元前 377 年）是已知的第一位诊断糖尿病的医生。他的方法是：品尝病人的尿液，寻找一种独特的甜味。

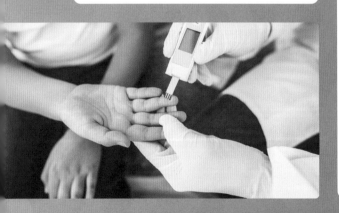

4. 胰腺既有外分泌部分又有内分泌部分

　　人体内有两种腺体：外分泌腺和内分泌腺。外分泌腺——包括唾液腺、汗腺和乳腺——通过导管排出它们的产物。相比之下，内分泌腺不需要导管来释放它们的产物（激素），而是直接释放进入血液。胰腺同时具有内分泌和外分泌功能。　一方面，它释放大量激素进入血液，包括胰岛素和胰高血糖素。另一方面，它也会分泌一种含有重要消化酶的胰液，通过导管进入小肠。

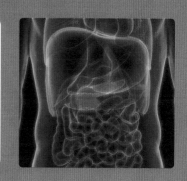

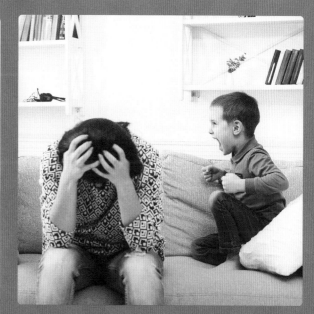

5. 酒精对内分泌系统有广泛的影响

　　人体内有两种腺体：外分泌腺和内分泌腺。外分泌腺——包括唾液腺、汗腺和乳腺——通过导管排出它们的产物。相比之下，内分泌腺不需要导管来释放它们的产物（激素），而是直接释放进入血液。胰腺同时具有内分泌和外分泌功能。一方面，它释放大量激素进入血液，包括胰岛素和胰高血糖素。另一方面，它也会分泌一种含有重要消化酶的胰液，通过导管进入小肠。

6. 压力会使内分泌系统全速运转

　　在面对压力时，内分泌系统会迅速分泌出高于正常水平的各种激素，以帮助身体调动更多的能量，适应新的环境。例如，面对压力时垂体－肾上腺轴开始释放肾上腺素，以增加心脏泵出并流向骨骼肌的血液量。在身体面临急性压力时，脑下垂体也可能分泌更多的生长激素，从而增强代谢活动。但2011年《印度内分泌学与代谢期刊》（Indian Journal of Endocrinology and Metabolism）的一篇文章称，长期或频繁的压力事件会导致多种内分泌紊乱，包括格雷夫斯病、性腺功能障碍和肥胖。

神经系统

神经系统是神经胶质和被称为神经元的特殊细胞的复杂集合，神经元在身体的不同部位之间传递信号。神经系统本质上是人体的电线

■ 撰文：金·安·齐默尔曼、塔尼娅·刘易斯（Tanya Lewis）

从结构上看，神经系统有两个组成部分：中枢神经系统和周围神经系统。根据美国国立卫生研究院的说法，中枢神经系统由大脑和脊髓组成。周围神经系统由与脑相连的脑神经和与脊髓相连的脊神经组成。

从功能上看，神经系统有两个主要的分支：躯体神经系统，也称随意神经系统，以及自主神经系统，也称非随意神经系统。《默沙东诊疗手册》指出，自主神经系统调节某些身体过程，如血压和呼吸频率，这些过程无须有意识地工作。躯体神经系统包括连接大脑、脊髓、肌肉和皮肤感觉受体的神经。

描述神经系统

根据密歇根大学医学院（University of Michigan Medical School）的研究，神经是一束圆柱形的纤维，从大脑和中枢脊髓开始，延伸到身体的其他部位。

美国国立卫生研究院指出，神经元通过称为轴突的细纤维向其他细胞发送信号，从而导致称为突触的连接处释放出称为神经递质的化学物质。人类大脑中平均有超过 100 万亿个突触，尽管在个体中它们的数量和位置可能各不相同。例如，2018 年 1 月发表在《美国国家科学院院刊》（Proceedings of the National Academy of Sciences）上的一项新研究发现，在接受研究的 160 个人中，创造力高的人的大脑在三个特定区域之间的突触要比创造力相对较低

> **你知道吗？**
> 科学家们已经找到了用电脉冲"入侵"
> 神经系统的方法

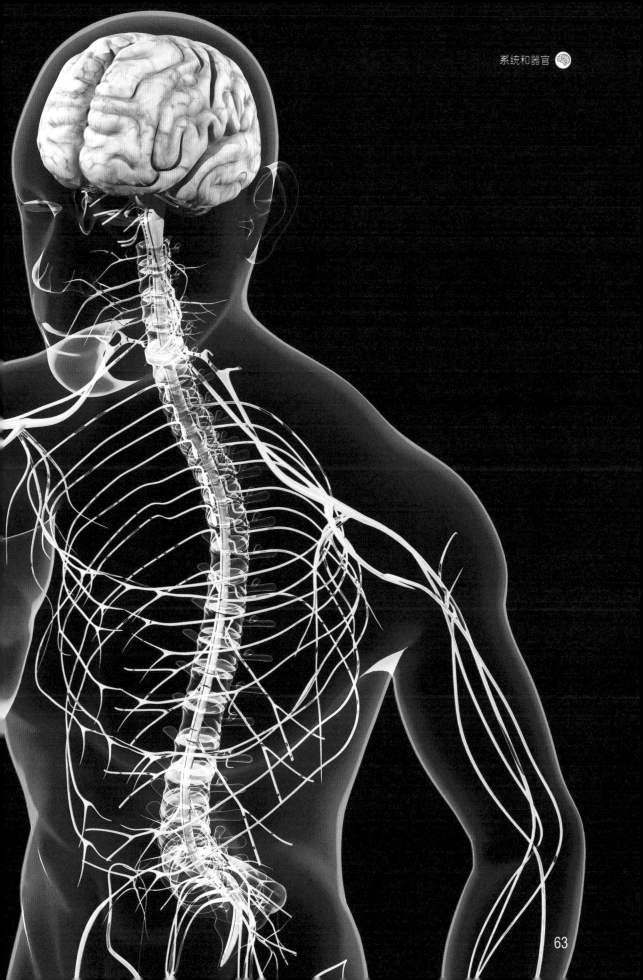

大脑约重

1.5 千克

它大约占了
人体重量的

2%

它包含大约

860 亿个

神经细胞（神经元），神经元胞体及其树
突的聚集部位即"灰质"

神经元是由

数万 亿个

突触连接起来的

它包含

数十 亿

的神经纤维（神经元较长的
突起被包裹形成），即"白质"

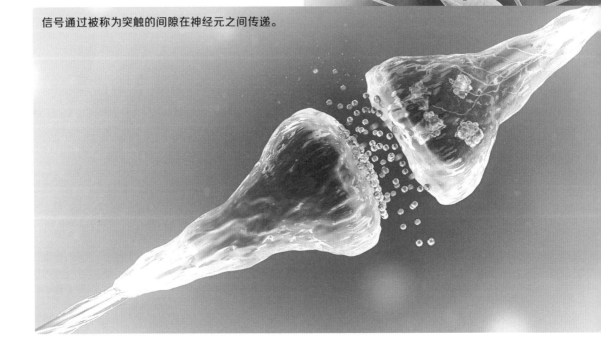

信号通过被称为突触的间隙在神经元之间传递。

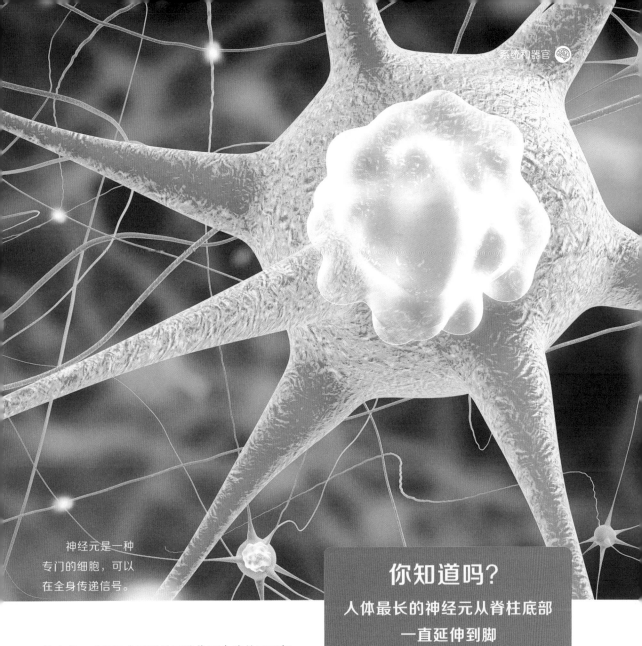

神经元是一种专门的细胞，可以在全身传递信号。

的人多。"这三个不同的系统位于大脑的不同部位，但它们会同时被联动激活，"该研究的主要作者、哈佛大学（Harvard University）研究认知神经科学的博士后罗杰·贝蒂（Roger Beaty）说，"那些能够更好联动激活它们的人会做出更具创造性的回应。"

突触向细胞发出指令，整个通信过程通常只需要几分之一毫秒。信号沿着脊髓中的 α 运动神经元以每小时 431 千米的速度传递。据《发现》（Discover）杂志报道，这一信号传递过程是人体内最快的。

根据美国心理协会（American Psychological Association）的说法，感觉神经元对物理刺激（如光、声音和触碰）做出反应，并向中枢神经系统反馈身体的周围环境。运动神经元位于中枢神经

系统或周围神经节，传递信号以激活身体的各种肌肉或腺体。

神经胶质细胞是神经系统的支持细胞。据俄勒冈健康与科学大学研究所（Oregon Institute of Health and Science University）称，它们的名字来源于希腊语中的"胶水"，它们支持、保护或滋养神经元。

大脑的联系和思维能力是在数千年的进化中发展起来的。例如，根据 2018 年 1 月发表在《细胞》（Cell）期刊上的两篇论文，一种病毒将其遗传密码绑定到四肢动物的基因组上，而这种密码今天仍然可以在人类的大脑中找到。这种编码将遗

传信息打包，并将其从神经细胞发送到附近的其他神经细胞，这是大脑中一个非常重要的过程。

人脑解剖

人脑是人类神经系统的指挥中心。它接收来自身体感觉器官的信号，并将信息输出到肌肉。

梅菲尔德诊所（Mayfield Clinic）介绍，人脑中最大的部分是大脑，它分为两个半球。大脑下面是脑干，脑干后面是小脑。大脑的最外层是大脑皮层，它由五个脑叶组成：额叶、顶叶、颞叶、岛叶和枕叶。像所有脊椎动物的大脑一样，人脑由三个部分发育而来，分别是前脑、中脑和后脑。每一个都包含充满液体的腔室，称为脑室。前脑发育成大脑和间脑；中脑成为脑干的一部分；后脑产生了脑干和小脑的区域。人类大脑的大脑皮层很大，被认为是复杂思维的所在地。视觉处理发生在靠近颅骨后部的枕叶。颞叶和额叶处理声音和语言，包括海马体和杏仁核，分别在记忆和情感方面起作用。顶叶整合来自不同感官的输入，对空间定位和导航很重要。脑干与脊髓相连，由延髓、脑桥和中脑组成。脑干的主要功能包括：在大脑和躯体之间传递信息；提供部分通往面部和头部的脑神经；并掌管控制心跳、呼吸和意识的关键功能。在大脑和脑干之间是间脑（包括丘脑、后丘脑、上丘脑、底丘脑和下丘脑）。丘脑将感觉和运动信号传递给大脑皮层，并参与调节意识、睡眠和警觉性。下丘脑通过脑下垂体连接神经系统和内分泌系统（激素产生的地方）。小脑位于大脑下方，在运动控制中起着重要作用。它也在协调和平衡中起作用，也可能具有一些认知功能。

> "人脑的大脑皮层很大，被认为是复杂思维的所在地"

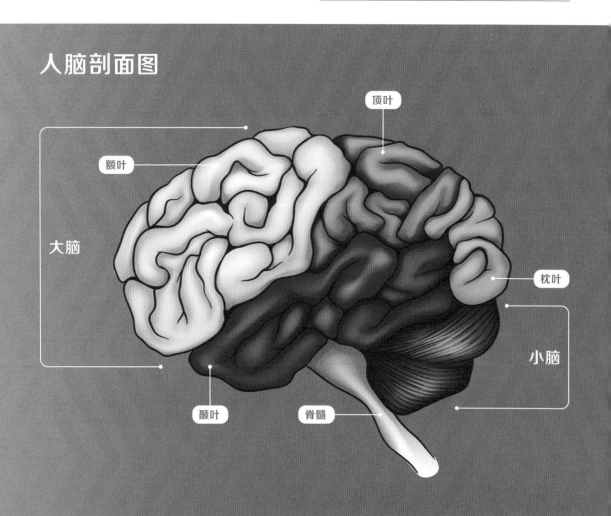

人脑剖面图

顶叶

额叶

大脑

枕叶

小脑

颞叶

脊髓

副交感神经

交感神经

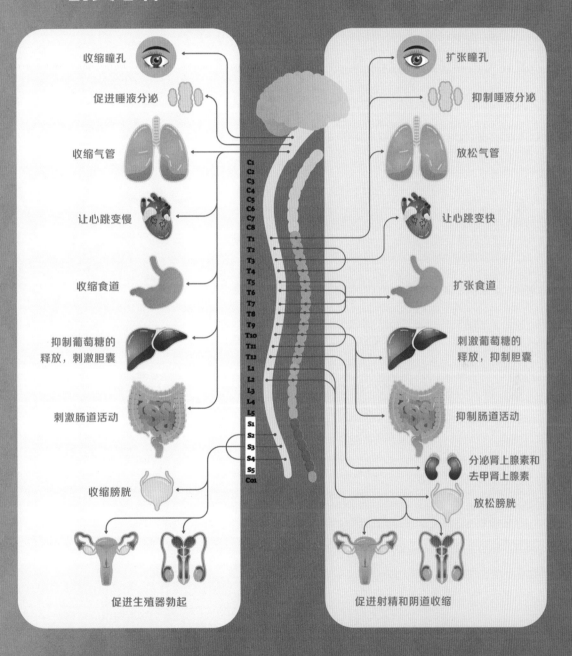

收缩瞳孔

促进唾液分泌

收缩气管

让心跳变慢

收缩食道

抑制葡萄糖的
释放，刺激胆囊

刺激肠道活动

收缩膀胱

促进生殖器勃起

扩张瞳孔

抑制唾液分泌

放松气管

让心跳变快

扩张食道

刺激葡萄糖的
释放，抑制胆囊

抑制肠道活动

分泌肾上腺素和
去甲肾上腺素

放松膀胱

促进射精和阴道收缩

C1
C2
C3
C4
C5
C6
C7
C8
T1
T2
T3
T4
T5
T6
T7
T8
T9
T10
T11
T12
L1
L2
L3
L4
L5
S1
S2
S3
S4
S5
Co1

为什么大脑有褶皱？

长期以来，我们大多数人都认为我们的大脑看起来像过度生长的、干瘪的核桃。但是为什么我们的大脑会有这些褶皱呢？

■ 撰文：艾琳·伍德沃德（Aylin Woodward）

长期以来，我们大多数人都认为我们的大脑看起来像过度生长的、干瘪的核桃。但是为什么我们的大脑会有这些褶皱呢？

英国剑桥大学精神病学研究员莉萨·罗南（Lisa Ronan）说，大脑皮层，或大脑的外表面，通俗地称为"灰质"，当我们在子宫里发育时，会膨胀，随后发生折叠。

罗南在接受趣味科学网采访时表示，本质上，这种膨胀会导致大脑皮层受到的压力增加，大脑皮层随后便通过折叠来减轻压力。

基本上，可以想象挤压一块橡胶的两端，在某一点上，橡胶表面会随着压力的增加而弯曲。或者，如果你对地质学感兴趣，可以把它想象成两个构造板块相互碰撞：碰撞过程中的压力最终变得如此之大，以至于两个板块会产生地质褶皱。

罗南说，大脑皮层不计其数的褶皱使人类能够容纳更多的神经元，这反过来又意味着人类拥有更先进的大脑和更强的认知能力。

然而，有褶皱的大脑并不是普遍存在的，大多数动物的大脑并没有褶皱。例如，小鼠和大鼠的大脑皮层在发育过程中没有膨胀到足以导致折叠的程度，这意味着它们的大脑表面是完全光滑的。

大脑褶皱往往发生在大脑较大的动物身上。"但也并非总是如此——一些大型哺乳动物，比如海牛，它们的褶皱比研究人员根据其大脑大小预计的要少得多。"罗南补充道。

这其实也正常，因为是否形成褶皱不仅取决于皮层的整体生长，还取决于皮层特定部分的物理特性。例如，较薄的区域往往比其他区域更容易折叠，罗南解释说。

"你生来就有一个带褶皱的大脑，"罗南说，"但是皮层褶皱研究的一个关键和有趣的点就是，大脑是以特定的模式形成褶皱的。"尽管大脑的脊和谷——分别被称为脑回和脑沟——看起来是随机的，但实际上它们在不同个体之间都是一致的，甚至在某些物种之间也是如此。罗南说，这种一致性很重要，因为它表明褶皱是有意义的。总而言之，每个皮层区域的物理特性和独特的褶皱模式都与其功能息息相关。"拥有最大的表面积本身是不够的，这也与大脑皮层功能有关，"罗南说，"大象的大脑比人类大得多，褶皱也更多。但很明显，我们处于进化树的顶端，而它们不是。"换句话说，我们大脑皮层的功能，至少在某些方面，比大象大脑皮层的功能更高级，尽管大象的大脑有更多褶皱。

所以，那些让我们的大脑看起来像干瘪的葡萄干的皱纹最终是有用的，它们帮助我们的大脑在同样大小的颅骨空间内承载更多的信息。

> ## 你知道吗？
>
> 有个说法是，当我们学习新事物时，我们的大脑会产生更多的褶皱，这是异想天开

你的屁股里可能有"第二大脑"……

你在读这些文字，因为你脑袋里有个大脑。
但你知道你屁股里也有个大脑吗？

■ 撰文：布兰登·斯佩克特

好吧，当然不是真正意义上的大脑，更像是一个由数百万神经元组成的自主矩阵，它可以某种方式控制肠道肌肉的运动，而不需要任何中枢神经系统的帮助。这些神经元实际上并不在你的屁股里，但它们确实在你的结肠（连接小肠和直肠的管状器官）里，并将你所吃食物的残留从消化道的最后一段排出。

科学家们称这个结肠智能部位为肠神经系统，因为它可以在没有大脑或脊柱指令的情况下工作，一些科学家喜欢称它为你的"第二大脑"。这个自主的肠道大脑有多聪明？科学家们还不确定。但根据 2018 年 5 月 29 日发表在《神经科学》（*JNeurosci*）期刊上的一项对小鼠的研究，答案可能是肠道非常聪明。

"肠神经系统（ENS）包含数百万个神经元，它们对组织肠道行为至关重要。"来自澳大利亚的研究团队如是写道，他们使用高精度神经元成像技术，观察了所谓的第二大脑的工作。

当研究人员用温和的电击刺激单独的小鼠结肠时，他们看到了"一种新奇的有节奏的协调神经元放电模式"，直接对应于大肠附近区域的肌肉运动。

研究人员写道，这些有节奏的、同步的神经元活动可能有助于以标准速率刺激肠道肌肉的特定部分。这确保了结肠肌肉的收缩，也被称为"结肠移行性复合运动"，可以保证粪便以稳定的速度沿着正确的方向（即体外）移动。研究团队写道："这表明，ENS 的活动可以暂时协调结肠（肌肉）活动。"

根据研究人员的说法，类似的同步神经元程序在大脑发育的早期阶段也很常见。这可能意味着他们在结肠中发现的模式是一种"原始属性"，从早期阶段就保留了下来。

但它的意义不止于此。一些科学家假设，肠神经系统实际上是在中枢神经系统之前进化的，结肠中的神经元放电模式可能代表了你体内最早的大脑功能。是的，这意味着你屁股里的大脑实际上可能是你的"第一大脑"，而不是你的"第二大脑"。如果真是这样，你可以说，哺乳动物大脑的进化首先是为了移动粪便，然后才是处理更复杂的事情。

然而，这是第一次在结肠中检测到这种神经元放电模式，到目前为止，只在老鼠上发现了这种模式。研究人员相信他们的发现也适用于其他哺乳动物。但要更清楚地了解人类肠神经系统的功能，还需要进一步的研究——以及大量对两个大脑的认真思考。

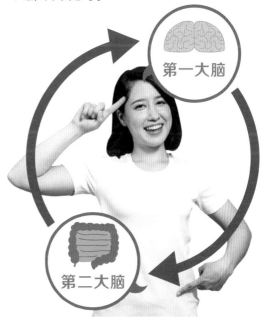

第一大脑

第二大脑

人眼的工作原理

探索这对不可思议的器官是如何让我们看到周围世界的

■ 撰文：克尔·丹（Ker Than）、塔尼娅·刘易斯

人眼属于自然界中被称为"照相机型眼睛"的一类眼睛。就像照相机镜头把光聚焦到胶片上一样，眼睛里一个叫作角膜的结构会把光聚焦到一个叫作视网膜的感光膜上。

眼的结构

角膜是一种透明的结构，位于眼睛的最前部，帮助聚焦射入的光。位于瞳孔后面的是一种无色透明的结构，叫作晶状体。一种叫作房水的透明液体充满了角膜和虹膜之间的空间。

"角膜聚焦大部分光线，然后光线通过晶状体，晶状体继续聚焦光线。"纽约市莱诺克斯山医院（Lenox Hill Hospital）的眼科医生和视网膜专家马克·弗罗默博士（Dr. Mark Fromer）解释说。角膜后面是一层有色的环状膜，称为虹膜。虹膜有一个可调节的圆形开口，叫作瞳孔，它可以扩大或缩小，以控制进入眼睛的光线量，弗罗默说。睫状肌环绕着晶状体，这块肌肉将晶状体固定在适当的位置，但它们在视觉中也起着重要作用。当睫状肌放松时，晶状体受悬韧带的牵引从而变薄，使眼睛能够看到远处的物体。而为了看清近处的物体，睫状肌必须收缩以增厚晶状体。眼球的内腔充满了一种叫作玻璃体的果冻状组织。光线穿过晶状体后，必须穿过这层组织，然后到达被称为视网膜的敏感细胞层。

视网膜

弗罗默解释说，视网膜是构成眼睛的三层组织层中最里面的一层。最外层称为巩膜，是眼球大部分呈白色的部分。角膜也是外层的一部分。

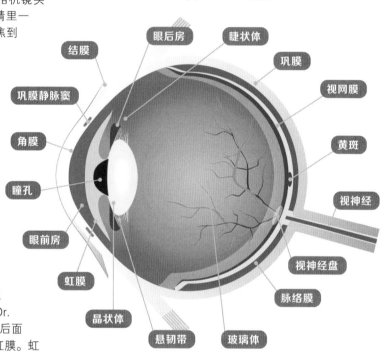

眼睛剖面图

结膜 · 眼后房 · 睫状体 · 巩膜 · 视网膜 · 巩膜静脉窦 · 角膜 · 瞳孔 · 眼前房 · 虹膜 · 晶状体 · 悬韧带 · 黄斑 · 视神经 · 视神经盘 · 脉络膜 · 玻璃体

视网膜和巩膜之间的中间层称为脉络膜。脉络膜包含血管，为视网膜提供营养物质和氧气，并带走废物。数以百万计的感光细胞分布在视网膜上，它们主要有两种：视杆细胞和视锥细胞。视杆细胞用于弱光下的单色视觉，而视锥细胞则用于彩色视觉以及检测精细细节。

视锥细胞主要分布在视网膜的中央部，中央凹为感光最敏锐处。当光线照射到视网膜的视杆细胞或视锥细胞时，它被转换成电信号，通过视神经传递给大脑。然后，大脑将这些电信号转换成人们看到的图像。

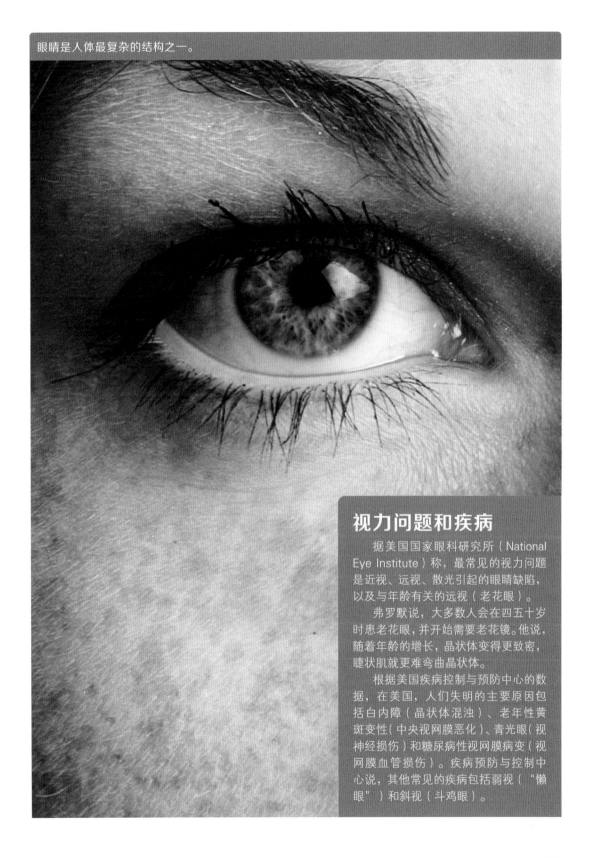

眼睛是人体最复杂的结构之一。

视力问题和疾病

　　据美国国家眼科研究所（National Eye Institute）称，最常见的视力问题是近视、远视、散光引起的眼睛缺陷，以及与年龄有关的远视（老花眼）。

　　弗罗默说，大多数人会在四五十岁时患老花眼，并开始需要老花镜。他说，随着年龄的增长，晶状体变得更致密，睫状肌就更难弯曲晶状体。

　　根据美国疾病控制与预防中心的数据，在美国，人们失明的主要原因包括白内障（晶状体混浊）、老年性黄斑变性（中央视网膜恶化）、青光眼（视神经损伤）和糖尿病性视网膜病变（视网膜血管损伤）。疾病预防与控制中心说，其他常见的疾病包括弱视（"懒眼"）和斜视（斗鸡眼）。

男性生殖器官

女性生殖器官

"世界上大约
49.5% 的
人口是女性，
所以这个星球
上的男性略
多于女性"

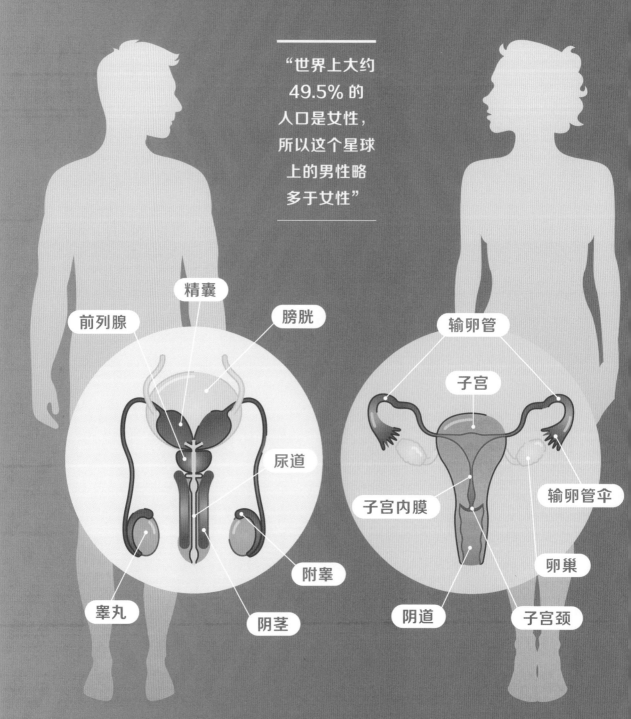

精囊

前列腺

膀胱

尿道

附睾

睾丸

阴茎

输卵管

子宫

子宫内膜

输卵管伞

卵巢

阴道

子宫颈

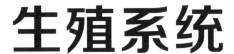

生殖系统

生殖系统是为了生殖而协同工作的一系列体内和体外器官

■ 撰文：金·安·齐默尔曼、艾琳娜·布拉德福德

由于生殖系统对物种的持续生存起着至关重要的作用，许多科学家认为生殖系统是整个身体中最重要的系统之一。

生殖系统的工作原理

男性生殖系统由两个主要部分组成：睾丸（产生精子的地方）和阴茎。阴茎和尿道同时属于男性的泌尿系统和生殖系统。睾丸位于一个叫作阴囊的外部囊中，在那里它们通常保持比体温略低的温度，这样更有利于精子的产生。

女性生殖系统的外部结构包括阴蒂、小阴唇和大阴唇。女性生殖系统的主要内部器官包括阴道和子宫（作为精液的容器）以及卵巢（产生女性的卵子）。阴道通过子宫颈连接到子宫，而输卵管连接子宫和卵巢。由于荷尔蒙变化，在排卵期，一个或多个卵子（异卵多胞胎的情况下）被释放并送入输卵管。如果没有受精，卵子会在月经期间排出。这一繁殖周期通常为每月一次。

如果精子进入输卵管并钻入卵子，就会发生受精。虽然受精通常发生在输卵管内，但也可能发生在子宫内。然后受精卵被植入子宫内膜，在那里它开始胚胎发生（胚胎形成）和形态发生（胎儿开始成形）的过程。当胎儿成熟到足以在子宫外存活时，子宫颈会扩张，子宫收缩，推动胎儿通过产道生出。

生殖系统的变异

根据世界银行的数据，世界上大约 49.5% 的人口是女性，所以这个星球上的男性略多于女性。一个人的性别是由其生殖系统决定的，但事情并不总是那么简单。有些人天生就同时拥有男性和女性生殖系统，或者有另一性别的不完整的生殖器官。那些同时拥有男性和女性生殖器官的人被认为是双性人。其中一些儿童会被标记为男性或女性，

你知道吗？

卵子是人体中最大的细胞

具体取决于其体内哪一套生殖系统更完整或功能更全，然后移除另一性别的生殖系统。如今，许多父母选择保留两套完整的生殖系统，目的是让孩子长大后自己决定保留或切除不同的部分。根据北美双性人协会的数据，每1500到2000个新生儿中，就有一个婴儿出生时具有双性生殖器。出生时不具有完整生殖系统的女性被标记为患有先天性生殖道畸形（Mayer Rokitansky Kuster Hauser Syndrome）。根据年轻女性健康中心（Center for Young Women's Health）的数据，每5000名女性中就有1人存在这种情况。

不孕不育症的定义和治疗

不孕不育症的定义是一对夫妇在一年的无保护措施性交后无法怀孕。妙佑医疗国际解释

说，这可能是由一方的疾病或多种情况共同引起的。在男性中，不育是指他们没能产生精子细胞（无精子症），或精子细胞太少（少精子症），或者精子细胞异常，或精子细胞在到达卵子之前已经死亡。病因包括染色体缺陷、荷尔蒙失调和肿瘤等。生活方式因素，如吸毒和酗酒，也可能是病因。在极少数情况下，男性不育是由遗传性疾病引起的，比如囊性纤维化。在女性中，不孕症被定义为生殖系统紊乱，身体排卵、受孕受阻。

生殖疾病需要由各种专家治疗。对于女性，许多问题由产科医生或妇科医生治疗，而对于男性，则由泌尿科医生处理他们生殖系统的许多疾病。也有不孕不育专家治疗无法怀孕的夫妇，内分泌学家治疗荷尔蒙失调。

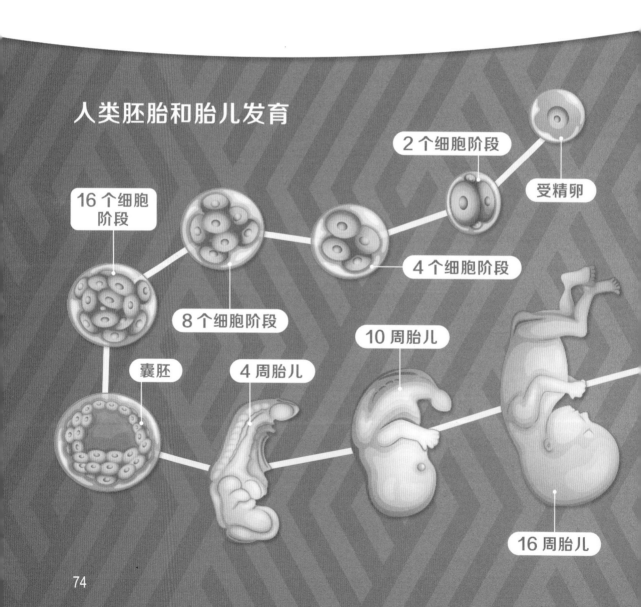

人类胚胎和胎儿发育

2个细胞阶段

受精卵

16个细胞阶段

4个细胞阶段

8个细胞阶段

10周胎儿

囊胚

4周胎儿

16周胎儿

"一个人的性别是由他或她的生殖系统决定的，但事情并不总是那么简单"

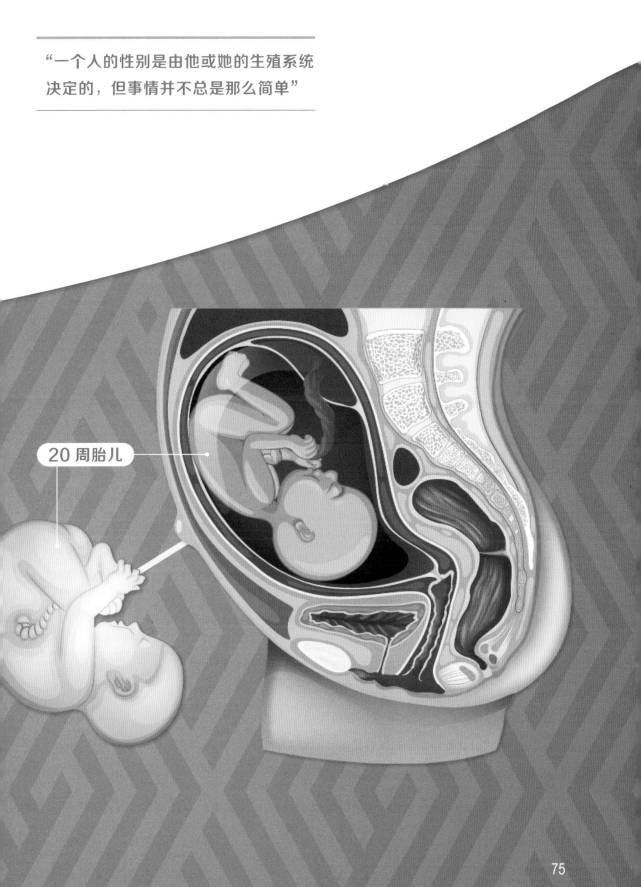

20 周胎儿

淋巴系统

这个系统帮助排出体内的毒素、废物和其他不需要的物质

■ 撰文：金·安·齐默尔曼

淋巴系统的主要功能是将淋巴输送到全身，淋巴是一种含有抗感染白细胞的液体。

淋巴系统主要由淋巴管组成，淋巴管类似于循环系统的静脉和毛细血管。淋巴管与淋巴结相连，淋巴在淋巴结处被过滤。扁桃体、腺样体、脾脏和胸腺都是淋巴系统的一部分。

人体内有数百个淋巴结。根据美国癌症协会（American Cancer Society）的解释，它们位于身体深处，如肺和心脏周围，或位于更靠近体表的地方，如腋下或腹股沟。从头部到膝盖周围的区域都分布着淋巴结。

根据美国国家医学图书馆的资料，位于身体左侧肾脏上方的脾脏是最大的淋巴器官。

如果脾脏检测到血液中存在有潜在危险的细菌、病毒或其他微生物，它就会和淋巴结一起产生一种叫作淋巴细胞的白细胞，它们是防御入侵者的卫士。淋巴细胞产生抗体，杀死外来微生物，阻止感染扩散。人类没有脾脏也能生存，但因疾病或受伤而失去脾脏的人更容易感染。

《默沙东诊疗手册》指出，胸腺位于心脏上方的胸部。这个小器官储存着未成熟的淋巴细胞（特异性白细胞），并使它们成为活跃的 T 细胞，帮助消灭体内的受感染细胞或癌细胞。

扁桃体是位于咽部的淋巴器官。美国耳鼻喉学会（American Academy of Otolaryngology）介绍道，它们"作为免疫系统的一部分，是身体的第一道防线。它们会对通过口腔或鼻子进入人体的细菌和病毒进行取样"。它们有时会被感染，尽管现在扁桃体切除术比 20 世纪 50 年代少得多，但它仍然是最常见的手术之一，通常会在病患频繁发生喉咙感染之后进行。

淋巴是一种透明无色的液体。根据国家淋巴水肿网（National Lymphadema Network）的资料，"淋巴"（lymph）一词来自拉丁语"淋巴"（lympha），意思是"与水相连"。血浆一旦输送了营养物质并清除了废物，就会离开身体细胞，其中的大部分会通过被称为小静脉的微小血管返回静脉循环，并继续作为静脉血存在，剩下的则变成淋巴液。与血液在全身连续循环流动不同，

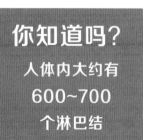

你知道吗？
人体内大约有
600~700
个淋巴结

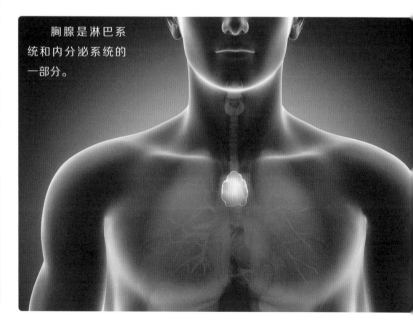

胸腺是淋巴系统和内分泌系统的一部分。

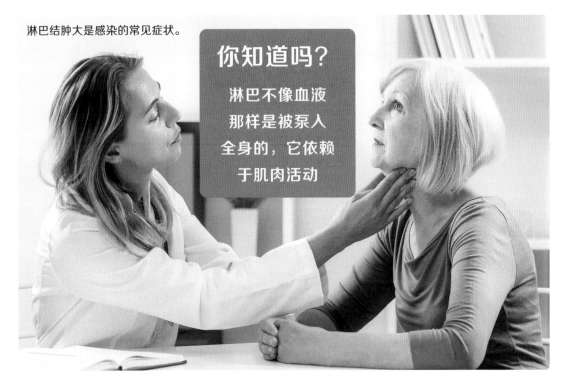

淋巴结肿大是感染的常见症状。

你知道吗?

淋巴不像血液那样是被泵入全身的，它依赖于肌肉活动

淋巴液只向一个方向流动——流向颈部。淋巴管与位于颈部两侧靠近锁骨处的两条锁骨下静脉相连，淋巴液重新进入循环系统。

淋巴系统的疾病和紊乱

亚特兰大凯撒医疗机构（Kaiser Permanente）医学肿瘤学和血液学主任詹姆斯·哈姆里克博士（Dr. James Hamrick）解释，淋巴系统最常见的疾病是淋巴结肿大（也称为淋巴结病）、淋巴结阻塞引起的肿胀（也称为淋巴水肿）和涉及淋巴系统的癌症。当在淋巴液中识别出细菌时，淋巴结会产生更多对抗感染的白细胞，这就会导致肿胀。

根据美国国家医学图书馆的资料，人们有时会在颈部、腋下和腹股沟感觉到肿胀的淋巴结。淋巴结病通常由感染、炎症或癌症引起。引起淋巴结病的感染包括细菌感染（如链球菌性咽喉炎）、皮肤伤口局部感染或病毒感染（如传染性单核细胞增多症或 HIV 感染），哈姆里克说。"淋巴结肿大可能局限于感染部位如链球菌性咽喉炎，也可能更广泛，如 HIV 感染。在身体的某些部位可以触摸到肿大的淋巴结，而另一些则更深，感觉不到，但可以通过 CT 扫描或核磁共振成像看到。"当一个人的免疫系统处于活跃状态时，就会出现炎症或自身免疫性疾病，并可能导致淋

巴结肿大，狼疮就是这种情况。

诊断和治疗

淋巴系统的疾病和紊乱通常由免疫学家治疗。血管外科医生、皮肤科医生、肿瘤学家和物理治疗医生也参与各种淋巴疾病的治疗。也有专门从事淋巴系统手工引流的淋巴水肿治疗师。

哈姆里克指出，淋巴系统疾病通常在淋巴结肿大时诊断出来。当淋巴结肿大到可以感觉到时（"可触及淋巴结病"），或通过 CT 扫描、核磁共振成像等发现时，可能就会发现淋巴系统疾病。大多数肿大的淋巴结并不危险，它们是身体抵抗感染的一种方式，比如病毒性上呼吸道感染。

如果淋巴结肿大得特别明显，并且肿大比感染持续的时间还长，那么它们就值得担忧了。没有特定的大小界限，但一般来说，如果淋巴结持续大于一厘米，就更值得关注，需要医生检查。

治疗淋巴疾病实际上是治疗背后的病因。感染可以用抗生素或抗病毒药物治疗，当免疫系统发挥作用，如病毒感染时，还需要进行支持性护理。淋巴水肿可以通过抬高、压迫和物理疗法来治疗。

淋巴系统的癌症可以通过化疗、放疗、手术或综合这些方法来治疗。

淋巴剖面图

淋巴液在血管和淋巴结的管网内部，帮助过滤身体的物质

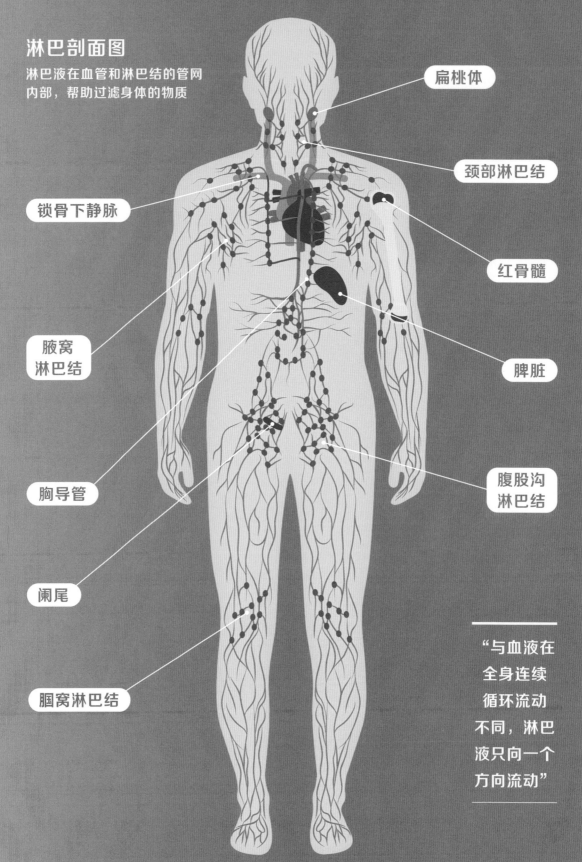

扁桃体

颈部淋巴结

锁骨下静脉

红骨髓

腋窝淋巴结

脾脏

胸导管

阑尾

腹股沟淋巴结

腘窝淋巴结

"与血液在全身连续循环流动不同，淋巴液只向一个方向流动"

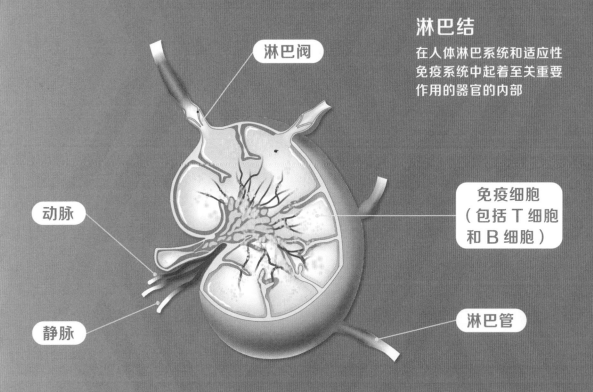

淋巴结
在人体淋巴系统和适应性
免疫系统中起着至关重要
作用的器官的内部

淋巴阀

免疫细胞
（包括 T 细胞
和 B 细胞）

动脉

淋巴管

静脉

扁桃体

　　从学术上讲，人体内有三套扁桃体：咽扁桃体，俗称腺样体，以及腭扁桃体和舌扁桃体，舌扁桃体是舌头根部表面组织上的淋巴组织。不过，当人们提到扁桃体时，他们通常指的是腭扁桃体。这些扁桃体是椭圆形的、豌豆大小的淋巴细胞簇，位于喉部两侧的开口处。虽然扁桃体在儿童时期看起来很大，但当一个人长大成人后，扁桃体往往会变小。

　　虽然扁桃体很小，似乎毫无用处，但它其实有很多用途。扁桃体能防止异物滑入肺部，可以把它们想象成喉咙的守门员。它们还能过滤细菌和病毒。最重要的是，它们会产生白细胞和抗体。

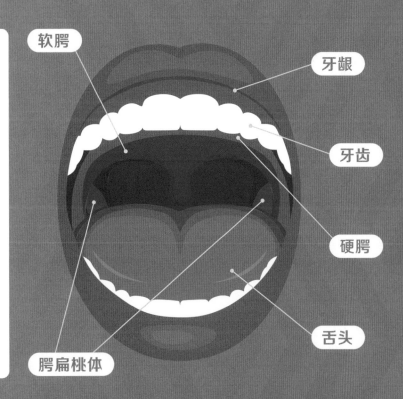

软腭

牙龈

牙齿

硬腭

舌头

腭扁桃体

免疫系统

免疫系统是身体内一系列结构和过程的集合，它的作用是保护身体免受疾病或其他潜在有害异物的侵害

■ 撰文：金·安·齐默尔曼

《默沙东诊疗手册》指出，免疫系统在正常运作时可以识别各种威胁，包括病毒、细菌和寄生虫，并将它们与人体自身的健康组织区分开来。

先天免疫和适应性免疫

免疫系统可以大致分为两类：先天免疫和适应性免疫。

先天免疫是你与生俱来的免疫系统，主要由身体内外的屏障组成，这些屏障可以抵御外来威胁。先天免疫的组成部分包括皮肤、胃酸、眼泪和皮肤油脂中的酶、黏液和咳嗽反射。先天免疫也有化学成分，包括干扰素和白细胞介素–1。先天免疫是非特异性的，这意味着它不能抵御任何特定威胁。

根据美国国家医学图书馆的资料可知，适应性免疫，或者说获得性免疫，针对的是身体面临的特定威胁。根据亚利桑那大学（University of Arizona）的生物学项目表明，适应性免疫比先天免疫更复杂。在适应性免疫中，特定威胁必须被身体处理和识别，然后免疫系统相应产生专门针对该威胁的抗体。在威胁被消除后，适应性免疫系统会"记住"它，这样未来身体才能更有效地应对同一种细菌。

免疫系统的组成部分

加州大学圣地亚哥分校（UCSD）的《临床医学实用指南》（*A Practical*

Guide To Clinical Medicine）发布的内容中解释说，淋巴结是一种小小的、豆状的结构，它会产生并储存抵抗感染和疾病的细胞，是淋巴系统的一部分，淋巴系统由骨髓、脾脏、胸腺和淋巴结等组成。淋巴结也含有淋巴液，这种透明的液体会将细胞运送到身体的不同部位。身体在对抗感染时，淋巴结会变大，感觉疼痛。脾脏是人体最大的淋巴器官，位于身体左侧，肋骨下方，胃上方，含有对抗感染或疾病的白细胞。美国国立卫生研究院表示，脾脏还有助于控制体内的血液量，并处理老化或受损的血细胞。

骨髓是骨骼中心的软组织，它会产生白细胞。据美国国立卫生研究院称，一些骨骼（如髋骨和大腿骨）内的这种海绵状组织含有未成熟的细胞，称为干细胞。干细胞，尤其是来源于体外受精卵的胚胎干细胞，因其能够灵活转变成任何人类细胞而受到高度重视。

妙佑医疗国际解释说，一种叫作

腺样体
和扁桃体

胸腺

骨髓

腋窝
淋巴结

脾脏

派尔
集合
淋巴结

阑尾

腹股沟
淋巴结

淋巴细胞的小型白细胞在保护身体抵御疾病方面发挥着重要作用。淋巴细胞有两种类型,分别是B细胞和T细胞,B细胞产生抗体攻击细菌和毒素,T细胞帮助摧毁受感染细胞或癌细胞。杀伤性T细胞是T细胞的一个亚群,它能杀死被病毒和其他病原体感染的细胞,或因其他原因受损的细胞。另一种亚群细胞被称为辅助性T细胞,它会帮助确定身体对特定病原体的免疫反应。

胸腺是一个小型器官,T细胞在这里成熟。它也是免疫系统的一部分,不过经常被忽视。它位于胸骨下方(形状像百里香叶子,英文名由此得来),胸腺源性重症肌无力是因为其触发或维持抗体的产生,从而导致肌肉无力。

有趣的是,根据美国国家神经疾病与中风研究所(National Institute of Neurological Disorders and Stroke)的数据,婴儿的胸腺有些大,一直长到青春期,然后开始慢慢缩小,随着年龄的增长被脂肪所取代。

白细胞是对抗疾病的白色血细胞,它能识别和消灭病原体,是先天免疫系统的第二道屏障。根据妙佑医疗国际的说法,白细胞计数高被称为白细胞增多症。机体的先天白细胞包括吞噬细胞(巨噬细胞、中性粒细胞和树突状细胞)、肥大细胞、嗜酸性粒细胞和嗜碱性粒细胞。

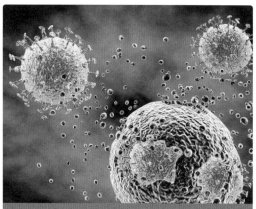

有些病毒能够在体内伪装自己,使免疫系统无法检测到它们。

你知道吗?

每微升(0.001毫升)的人体血液中有5000到1万个白细胞

免疫学里程碑

1718 年
玛丽·沃特利·蒙塔古夫人(Lady Mary Wortley Montagu)观察到天花接种(故意感染天花)对奥斯曼帝国人口的积极影响,并在自己的孩子身上进行了这项技术。

1840 年
雅各布·亨勒(Jakob Henle)提出了疾病细菌理论的第一个现代假说。

1880—1881 年
细菌毒性可以用作疫苗的理论得到了发展。巴斯德通过对鸡霍乱和炭疽疫苗进行试验,将这一理论付诸实践。

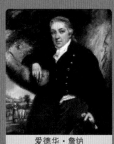

爱德华·詹纳
(Edward Jenner)

1796 年
爱德华·詹纳是第一个证实了天花疫苗的人。

1857—1870 年
微生物在发酵中的作用被路易斯·巴斯德(Louis Pasteur)证实。

1885 年
9岁的约瑟夫·梅斯特(Joseph Meister)在被一只患狂犬病的狗咬伤后,被巴斯德注射了减毒狂犬病疫苗。他是已知的第一个从狂犬病中存活下来的人。

造血干细胞

"干细胞能够
转变成不同
类型的细胞"

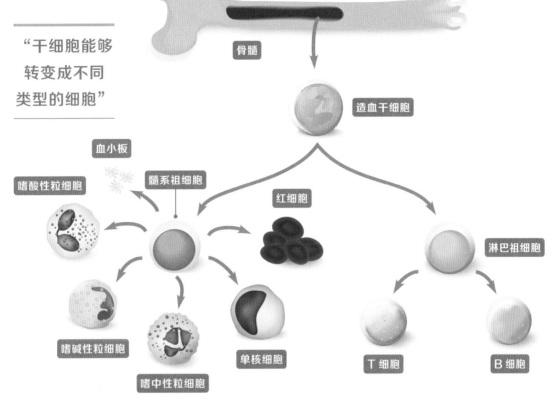

骨髓

造血干细胞

血小板

嗜酸性粒细胞

髓系祖细胞

红细胞

淋巴祖细胞

嗜碱性粒细胞

嗜中性粒细胞

单核细胞

T 细胞

B 细胞

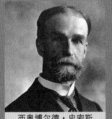

西奥博尔德·史密斯
（Theobald Smith）

1903 年
莫里斯·阿尔图斯
（Maurice Arthus）
描述了局部过敏反
应，现在被称为阿
尔图斯反应。

1951 年
黄热病疫苗
研制成功。

1986 年
采用基因工程
技术研发出乙
肝疫苗。

2005 年
伊恩·弗雷泽
（Ian Frazer）
发明了人类乳头
瘤病毒（HPV）
疫苗。

1886 年
美国微生物学家西奥博
尔德·史密斯证明，热
杀灭的鸡霍乱杆菌培养
物对预防霍乱有效。

1949 年
约翰·恩德斯（John
Enders）、托马斯·韦
勒（Thomas Weller）
和弗雷德里克·罗宾斯
（Frederick Robbins）
对脊髓灰质炎病毒的生
长进行了实验。

1983 年
法国病毒学家吕
克·蒙塔尼（Luc
Montagnier）发
现了人类免疫缺
陷病毒（HIV）。

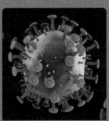

HIV 病毒

皮肤

皮肤不仅仅是一个有粉刺、文身和皱纹的肉质表面

■ 撰文：金·安·齐默尔曼

皮肤是人体最大的器官，与头发、指甲、腺体和神经一起，共同构成皮肤系统。这个系统在身体内外之间起着保护屏障的作用。在成年人中，皮肤约占总体重的16%，覆盖面积约2平方米。身体不同部位的皮肤有不同的厚度和质地。例如，根据约翰·霍普金斯医学健康图书馆的资料，眼睛下面的皮肤像纸一样薄，但脚底和手掌的皮肤很厚。

三层组织

根据克利夫兰诊所的解释，人体皮肤由三层组织组成：表皮层、真皮层和皮下组织。

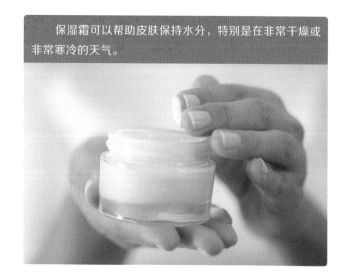

保湿霜可以帮助皮肤保持水分，特别是在非常干燥或非常寒冷的天气。

表皮层

表皮层是皮肤最上面的可见层，它每天都在不断更新，因为死皮细胞会脱落。表皮的主要功能包括：产生新的皮肤细胞、赋予皮肤颜色、保护皮肤。新的皮肤细胞在表皮的底

你知道吗？

每个人平均有大约 3 万亿个皮肤细胞

皮肤结构
你的皮肤可分为不同层次

"眼睛下面的皮肤像纸一样薄，但脚底和手掌的皮肤很厚"

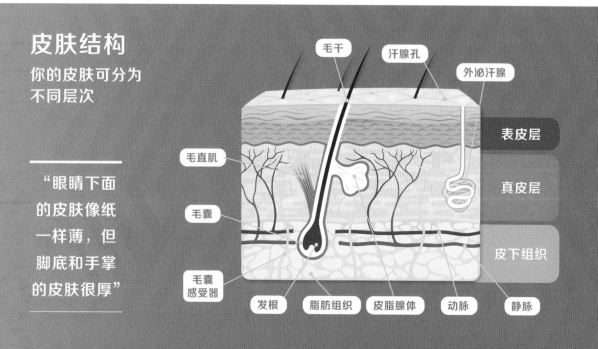

毛干　汗腺孔　外泌汗腺

毛直肌

毛囊

毛囊感受器

发根　脂肪组织　皮脂腺体　动脉　静脉

表皮层

真皮层

皮下组织

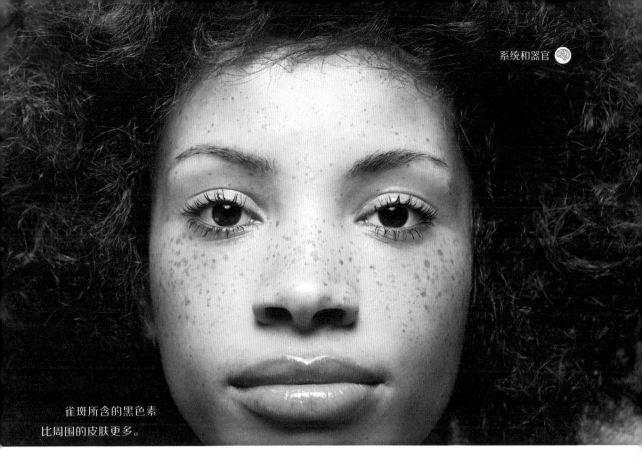

雀斑所含的黑色素比周围的皮肤更多。

部形成。这些新细胞形成后，需要大约一个月的时间才能到达表皮的顶层。新细胞将取代皮肤表面已经死亡并不断脱落的旧细胞。表皮含有黑色素细胞，这些细胞产生黑色素，赋予皮肤颜色。黑色素也会导致晒黑和雀斑。角蛋白是一种由表皮细胞产生的蛋白质，它赋予皮肤韧性和强度，并防止皮肤干燥。

真皮层

真皮层是皮肤的中间层，位于表皮之下。它是皮肤最厚的一层，包含神经和血管。汗腺、皮脂腺和毛囊也位于这一层。根据约翰·霍普金斯医学健康图书馆的资料，真皮层赋予皮肤弹性和强度。它主要由一种叫作胶原蛋白的蛋白质组成，是胶原蛋白使皮肤具有弹性和强度。

根据美国国家医学图书馆的资料，真皮层的作用包括：感知疼痛和触碰、分泌汗液和油脂、生长毛发、为皮肤输送血液和抵抗感染。真皮中的神经末梢包含将疼痛、压力、触碰、瘙痒和温度等感觉传递给大脑的感受器。汗腺帮助身体降温，皮脂腺分泌油脂，让皮肤保持柔软湿润。真皮层中的毛囊会在人的头、脸和身体上生长毛发。毛发还有助于控制体温，保护身体免受伤害。真皮层中的血管为皮肤输送营养，帮助控制体温。当皮肤太热时，血管会扩张，从皮肤表面释放热量，而寒冷会导致血管收缩，保持身体热量。淋巴管从组织中排出液体，是免疫系统的重要组成部分，也位于真皮中，它们有助于抵御感染和其他有害物质。

皮下组织

皮下组织，也被称为皮下脂肪，是皮肤最深的一层。这一层主要由脂肪组织组成，有助于保持身体免受极端温度的伤害。皮下组织也是脂肪的能量储存区。根据约翰·霍普金斯医学健康图书馆的资料，这种脂肪为内部器官、肌肉和骨骼提供了缓冲，保护身体免受伤害。

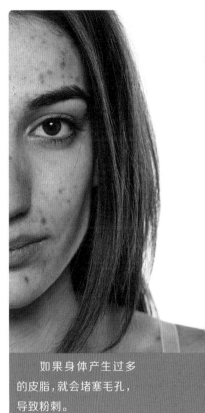

如果身体产生过多的皮脂，就会堵塞毛孔，导致粉刺。

从头到脚的琐事

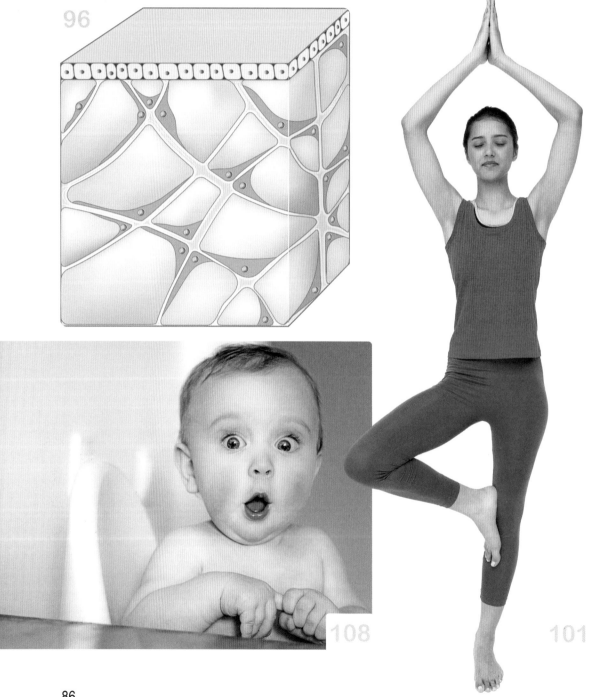

96

108

101

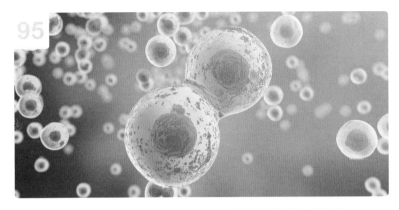

95

91

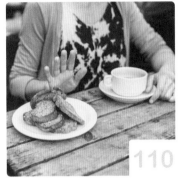

110

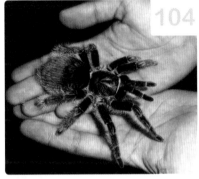

104

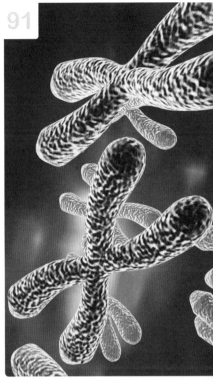

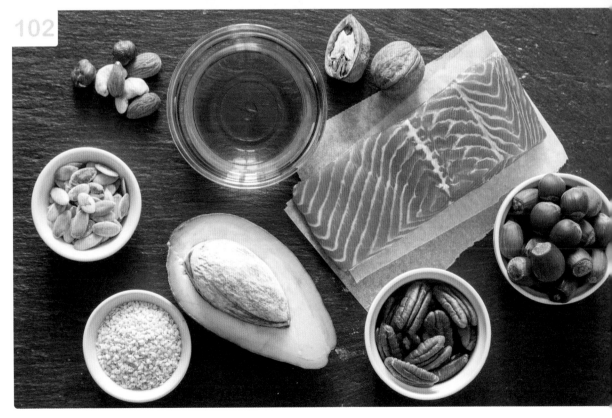

102

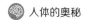

DNA 和染色体

脱氧核糖核酸，或者说 DNA，是一种大分子聚合物，它含有生物体发育、生存和繁殖所需的指令。

■ 撰文：蕾切尔·雷特纳

DNA 是由被称为脱氧核苷酸的分子组成的。每个脱氧核苷酸包含一个磷酸基、一个糖基和一个含氮碱基。含氮碱基有四种类型，分别是腺嘌呤（A）、胸腺嘧啶（T）、鸟嘌呤（G）和胞嘧啶（C）。这些碱基的排列顺序决定了 DNA 的指令或遗传密码。根据美国国家医学图书馆的资料，人类 DNA 大约有 30 亿个碱基对，其中 99% 以上的碱基在所有人身上都是相同的。

就像字母表中字母可以按不同顺序排列组成单词一样，DNA 序列中含氮碱基的排列顺序形成了基因，这是细胞的语言，告诉细胞如何制造蛋白质。另一种核酸，核糖核酸，或者说 RNA，将遗传信息从 DNA 翻译成蛋白质。

核苷酸连接在一起构成两条螺旋状的长链，形成一种叫作双螺旋的结构。如果你把双螺旋结构想象成一个阶梯，磷酸基和糖分子就是两边，而碱基就是梯级。一条链上的碱基与另一条链上的碱基配对：腺嘌呤与胸腺嘧啶配对，鸟嘌呤与胞嘧啶配对。

DNA 分子很长——事实上，长到如果没有合适的打包方式，它们就无法进入细胞。为了适应细胞，DNA 紧密地盘绕在一起，形成我们称之为染色体的结构。每条染色体包含一个 DNA 分子。人类有 23 对染色体，它们位于细胞核内。

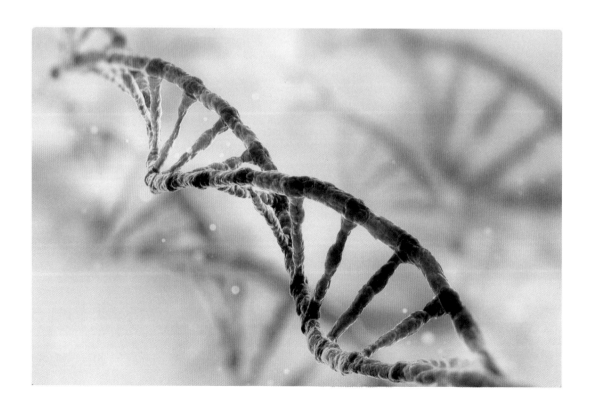

DNA 的发现

　　1869 年，一位名叫弗雷德里希·米歇尔（Frederich Miescher）的德国生物化学家首次发现了 DNA。但多年来，研究人员并没有意识到这种分子的重要性。直到 1953 年，詹姆斯·沃森（James Watson）、弗朗西斯·克里克（Francis Crick）、莫里斯·威尔金斯（Maurice Wilkins）和罗莎琳德·富兰克林（Rosalind Franklin）才发现了 DNA 的双螺旋结构，他们意识到这种结构可以携带生物信息。

　　沃森、克里克和威尔金斯被授予 1962 年的诺贝尔医学奖，"因为他们发现了核酸的分子结构及其对生命物质中信息传递的重要性"。富兰克林没有获奖，尽管她的工作在这项研究中不可或缺。

"DNA 分子紧密盘绕形成染色体"

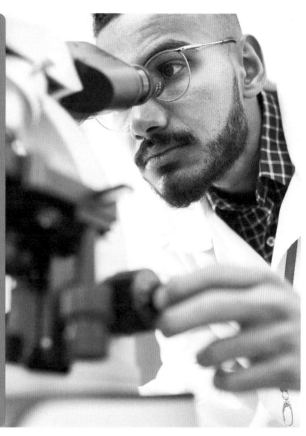

你知道吗？

如果你能解开你的 DNA，它将可以延伸到太阳并往返 250 多次

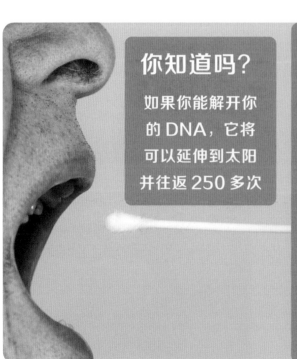

DNA 测试

　　DNA 包含了人们的遗传信息，有时可以揭示他们是否有患某些疾病的风险。DNA 测试或基因测试有各种用途，包括诊断遗传性疾病，确定一个人是否携带可能传给子女的基因突变，以及检查一个人是否有患遗传性疾病的风险。例如，已知 BRCA1 和 BRCA2 基因的突变会增加患乳腺癌和卵巢癌的风险，在基因测试中分析这些基因可以揭示一个人是否有这些突变。

　　基因检测结果可能揭示一个人的健康状况，这些检测通常与遗传咨询一起提供，以帮助个人了解检测结果的数据和含义。

　　现在有很多家用基因检测工具，但其中一些并不可靠。此外，美国全国广播公司（NBC）新闻报道称，人们应该谨慎使用这些试剂盒，因为这些测试实际上是将一个人的遗传密码交给了陌生人。

染色体

染色体是线状结构，携带着从身高到眼睛颜色等一切遗传信息

染色体是由蛋白质和一个DNA分子组成的，DNA分子包含了生物体从父母那里遗传下来的遗传指令。在人类、动物和植物中，大多数染色体成对地排列在细胞核内。人类有22对这样的染色体，它们被称为常染色体。

人类还有一对额外的性染色体，加上常染色体总共有46条染色体。性染色体包括X染色体和Y染色体，它们的组合决定了一个人的性别。通常，人类女性有两条X染色体，而男性有一对XY染色体。一个人是否有XX或XY染色体是在卵子受精时决定的。与人体的其他细胞不同，卵子和精子中的细胞——称为配子或性细胞——只有一条染色体。配子是由减数分裂产生的，这导致分裂后的细胞的染色体数量只有亲本细胞或祖细胞的一半。就人类而言，这意味着亲本细胞有两条染色体，而配子只有一条。

母亲卵子中的所有配子都拥有X染色体。父亲的精子大约一半含有X染色体一半含有Y染色体。精子是影响婴儿性别的可变因素。在受精过程中，精子的配子与卵子的配子结合形成受精卵。如果精子携带X染色体，它将与卵子的X染色体结合形成女性受精卵。如果精子携带Y染色体，就会形成男性受精卵。受精卵包含两组23条染色体，以满足人体所需的46条染色体。

不过，情况也有一些变化。最近的研究发现，一个人可以有各种不同的性染色体和基因组合，尤其是那些被认定为LGBT（女同性恋者、男同性恋者、双性恋者与跨性别者的英文首字母缩略）的人。例如，2014年发表在《心理医学》（*Psychological Medicine*）期刊上的一项研究表明，在男同性恋者身上出现名为Xq28的X染色体和8号染色体上的一个基因的概率似乎更高。

大约每400个婴儿中就有一个出生时性染色体数目异常。一些人带有单一性染色体（45X），这被称为性单体。另一些人天生就有三条或更多的性染色体（47XXX、47XYY或47XXY等），被称为性多体。此外，世界卫生组织（WHO）表示："由于Y染色体上性别决定区域的一小部分发生易位，一些男性出生时是46XX染色体。同样，由于Y染色体的突变，一些女性出生时是46XY染色体。显然，不仅有XX型的女性和XY型的男性，还有一系列的染色体互补、激素平衡和表型变异决定了性别。"生理性别（sex）和社会性别（gender）是两个不同的定义，许多文化中不只有简单的"男性"和"女性"，还包含了更多标签来识别他人。

你知道吗？

X染色体有1000多个基因，而Y染色体只有不到200个

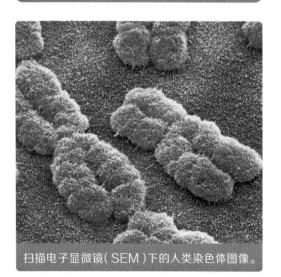

扫描电子显微镜（SEM）下的人类染色体图像。

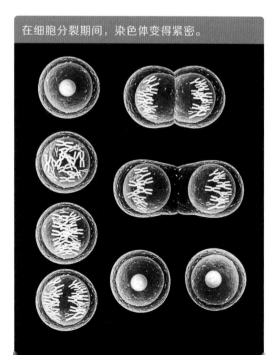

在细胞分裂期间，染色体变得紧密。

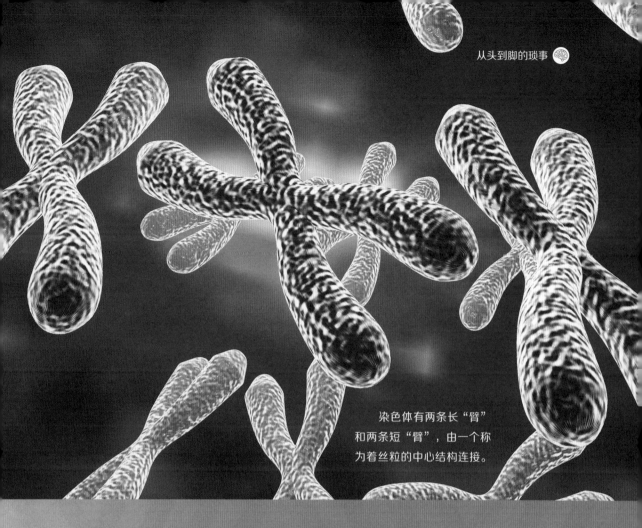

染色体有两条长"臂"和两条短"臂"，由一个称为着丝粒的中心结构连接。

染色体剖面图

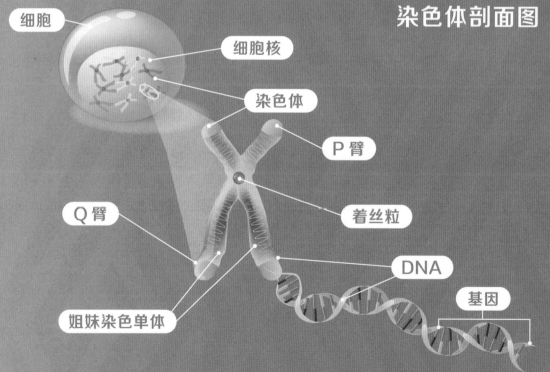

细胞

细胞核

染色体

P 臂

着丝粒

Q 臂

DNA

基因

姐妹染色单体

减数分裂和有丝分裂

所有细胞都是通过细胞分裂过程由其他细胞产生的

■ 撰文：阿帕纳·维德雅瑟格（Aparna Vidyasagar）

人体能够进行两种类型的细胞分裂：有丝分裂和减数分裂。有丝分裂允许细胞产生与自身相同的副本，这意味着遗传物质会从母细胞复制到子细胞。有丝分裂由一个母细胞产生两个子细胞，用于生长或受伤组织的愈合。另一方面，减数分裂是细胞分裂的一种特殊形式，发生在有性繁殖的生物体中。在人类中，被称为生殖细胞的特殊细胞会经历减数分裂，最终产生精子或卵子。生殖细胞包含一套完整的 46 条染色体（23 条母源染色体和 23 条父源染色体）。在减数分裂结束时，产生的每个生殖细胞或配子都有 23 条在遗传上独一无二的染色体。减数分裂的整个过程会由一个母细胞产生四个子细胞。每个子细胞都是单倍体，因为它的染色体数量是原始母细胞的一半。与有丝分裂不同，减数分裂产生的子细胞具有遗传多样性。同源染色体交换 DNA 片段，为每个子细胞创造出在遗传上独一无二的杂交染色体。

近看减数分裂

在减数分裂开始之前，亲本细胞内发生了一些重要变化。首先，每条染色体都会复制自己。这些重复的染色体被称为姐妹染色单体。它们融合在一起，连接点被称为着丝粒。融合的姐妹染色单体形状大致类似于字母"X"。减数分裂发生在两轮细胞核分裂的过程中，称为减数第一次分裂（减数分裂 I）和减数第二次分裂（减数分裂 II）。减数分裂 I 和 II 分别包括前期、中期、后期和末期四个主要阶段。

减数分裂 I 负责产生基因上独特的染色体。姐妹染色单体与它们的同源染色体配对，并相互交换遗传物质。在分裂结束时，一个亲本细胞产生两个子细胞，每个子细胞携带一组姐妹染色单体。

减数分裂 II 与细胞分裂的另一种形式——有丝分裂非常相似。两个子细胞进入这个阶段，不会再发生染色体复制。姐妹染色单体在分裂过程中被拉开。减数分裂 II 共产生 4 个单倍体子细胞。

减数分裂是如何发生的
减数分裂的阶段

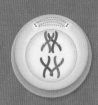

减一前期（前期Ⅰ）

染色体变得紧密，同源染色体联会。这两组姐妹染色单体就像两组X一样相邻排列。每一组会交叉互换DNA片段并重组（称为杂交或重组），从而产生遗传变异。在前期Ⅰ结束时，核膜破裂。

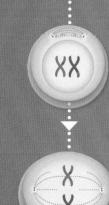

减二前期
（前期Ⅱ）

核膜解体，减数分裂纺锤体重新开始形成。

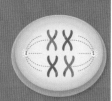

减一中期（中期Ⅰ）

减数分裂纺锤体是一种蛋白质丝网络，从位于细胞两端的两个被称为中心粒的结构中出现。减数分裂纺锤体附着在经过融合的姐妹染色单体上。在中期Ⅰ结束时，所有经过融合的姐妹染色单体都被拴在着丝粒上，并在细胞中间排成一行。同源染色体看起来仍然像两个靠得很近的X。

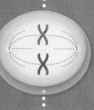

减二中期
（中期Ⅱ）

减数分裂纺锤体附着在姐妹染色单体的着丝粒上，它们都排列在细胞的中心。

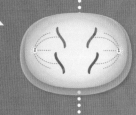

减二后期
（后期Ⅱ）

纺锤体纤维开始收缩，将姐妹染色单体拉开。每一条染色体现在开始移动到细胞的两端。

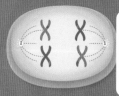

减一后期（后期Ⅰ）

纺锤体纤维开始收缩，把融合的姐妹染色单体拉到一起。每个X形复合体相互远离，向细胞的两端移动。

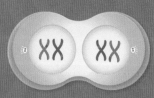

减一末期（末期Ⅰ）

融合的姐妹染色单体到达细胞的两端，细胞体分裂成两个。

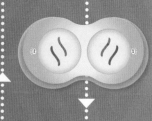

减二末期
（末期Ⅱ）

染色体到达细胞的两端。核膜再次形成，细胞体分裂成两个。

结果

减数第一次分裂产生两个子细胞，每个子细胞都包含一组融合的姐妹染色单体。每个子细胞的基因组成是不同的，因为在交叉过程中同源染色体之间的DNA发生了交换。换句话说，在这个过程的最后，进入减数第二次分裂的细胞和由此产生的子细胞之间的染色体数量没有变化。

结果

减数第二次分裂产生四个单倍体子细胞，每个子细胞具有相同数量的染色体。然而，每条染色体都是独一无二的，并且包含了原始亲本细胞中来自母亲和父亲染色体的遗传信息。

有丝分裂是如何发生的

有丝分裂分为四个阶段
这些特征性阶段也见于减数分裂的后半段

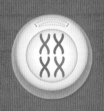

前期

复制的染色体被压紧。有丝分裂纺锤体是一种蛋白质丝网络,从位于细胞两端的被称为中心粒的结构中出现。有丝分裂纺锤体柔韧有弹性,由微管组成,而微管又由被称为微管蛋白的蛋白质亚基组成。

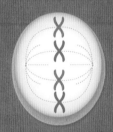

中期

核膜溶解,有丝分裂纺锤体附着在姐妹染色单体的着丝粒上。有丝分裂纺锤体现在可以在细胞内移动染色体。在中期结束时,所有染色体在细胞中间排列。

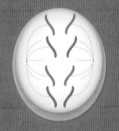

后期

有丝分裂纺锤体收缩,并将姐妹染色单体拉开。它们开始向细胞的两端移动。

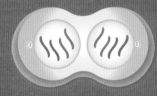

末期

染色体到达细胞的两端。核膜再次形成,细胞体分裂为两部分(细胞质分裂)。

结果

有丝分裂结束时,一个细胞产生两个基因相同的子细胞。

近看有丝分裂

生物体产生新细胞的主要机制是通过细胞的有丝分裂。在这个过程中，一个"母"细胞会分裂并产生相同的"子"细胞。通过这种方式，母细胞将其遗传物质传递给每一个子细胞。首先，细胞必须复制它们的DNA。有丝分裂是细胞分离其复制的DNA，最终将细胞核分裂成两个的过程。大多数真核细胞通过一系列确定阶段（被称为细胞周期）增加细胞体积和复制DNA，分裂并产生与自身相同的副本。由于它们的DNA包含在细胞核内，它们也会进行核分裂。对于复杂得多细胞真核生物，如植物和动物，细胞分裂是生长和修复受损组织所必需的。

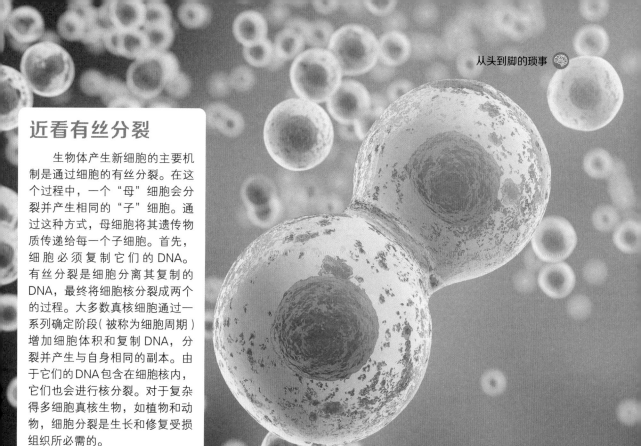

细胞周期

真核细胞周期是一系列定义明确、时间精确、允许细胞生长和分裂的事件。大多数真核细胞周期有四个阶段……

纺锤体
装配
检验点

染色体分离

胞质分裂

G_0（静止）

生长

DNA 损伤
检验点

限制点

生长：为细胞有丝分裂做准备

DNA 损伤检验点

细胞
周期

DNA 复制

一个"新"器官：间质

我们对人体解剖学已有相当程度的了解，你不会指望医生在这个时代还会发现一个新的身体部位

■ 撰文：蕾切尔·雷特纳

2018 年，研究人员发现了间质：组织中充满液体的空间网络，以前从未见过。研究人员发现全身的结缔组织都分布着这些充满液体的空间，包括皮肤表面以下，主要排列在消化道、肺部和泌尿系统以及周围的肌肉中。

以前，研究人员认为这些组织层是胶原蛋白的致密"壁"，胶原蛋白是结缔组织中发现的一种强结构蛋白。但 2018 年的研究结果显示，这种组织更像是一条"开放的、充满液体的高速公路"，而不是一堵"墙"，纽约大学朗格尼医学院病理学教授、资深研究作者尼尔·泰斯博士（Dr. Neil Theise）说。组织中含有相互连接的充满液体的空间，这些空间由厚厚的胶原蛋白"束"晶格支撑，泰斯说。研究人员说，人们已经遗漏这些充满液体的空间几十年了，因为它们没有出现在研究人员用来观察细胞世界的标准显微镜载玻片上。研究人员没有使用这种载玻片，而是使用一种新的成像技术在微观水平上检查活体组织，从而发现了这些充满液体的空间。他们称这种充满液体的空间网络为一种新器官——间质。然而，这只是一个非官方的用以区分的称呼；泰斯曾在趣味科学网

采访时表示，一个身体部位要正式成为一个器官，还需要大家对这一想法达成共识，已经有越来越多的研究人员在围绕这一想法开展研究。他补充说，这些充满液体的空间的存在也应该得到其他科研团队的证实。

泰斯说，不管官方如何认定，这一发现都可能会对包括癌症研究在内的多个医学领域产生影响。这一发现似乎解释了为什么侵入这一组织层的癌症肿瘤可以扩散到淋巴结。研究人员解释，这是因为这些充满液体的空间是一种叫作淋巴的液体的来源，肿瘤细胞会随之排入淋巴系统。

> "这些充满液体的空间没有出现在标准显微镜载玻片上"

间质内部

胶原蛋白
黏膜
液体
弹性蛋白纤维

身体真的每七年彻底更新一次吗？

我们找出了这个流行说法背后的真相

■ 撰文：本杰明·雷德福（Benjamin Radford）

这是一个巧妙的想法，引起了大众的无限遐想。这个想法是这样的：每隔七年（或十年，取决于你听到的故事版本），我们基本上就变成了新人，因为在这段时间里，你身体里的每个细胞都被一个新的细胞所取代。你不觉得自己比七年前年轻吗？

的确，单个细胞的寿命是有限的，当它们死亡时，它们会被新的细胞所取代。正如《纽约公共图书馆科学参考》（*The New York Public Library's Science Desk Reference*，斯通松出版社，1995 年）所指出的："人体内有 50 万亿到75 万亿个细胞……每种类型的细胞都有自己的寿命期限，当一个人死后，可能需要几个小时或一天的时间，身体里的细胞才会全部死亡。"法医调查人员在确定凶杀案受害者的死因和死亡时间时，会利用这个有点病态的事实。

红细胞的寿命约为四个月，而白细胞的平均寿命超过一年。皮肤细胞大约能存活两到三周。结肠细胞的情况很糟糕：它们只有大约四天的寿命。精子细胞的寿命只有三天左右，而脑细胞通常持续存在于人的一生（例如，大脑皮层的神经元在死亡后不会被替换）。

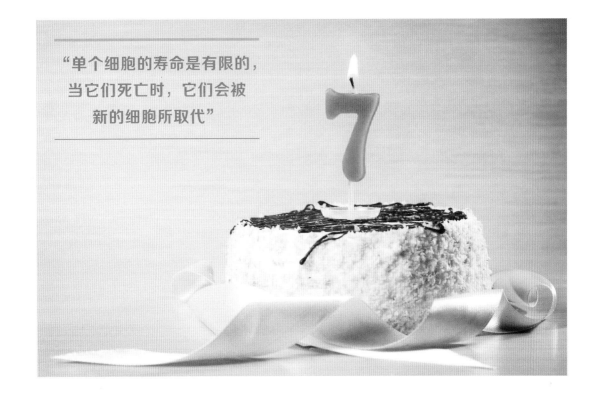

"单个细胞的寿命是有限的，当它们死亡时，它们会被新的细胞所取代"

五大感官及更多……

与每一种感觉相关的感觉器官向大脑发送信息，帮助我们理解和感知周围的世界。除了基本的五种感官外，人还有其他的感官。下面是它们的工作原理……

■ 撰文：艾琳娜·布拉德福德

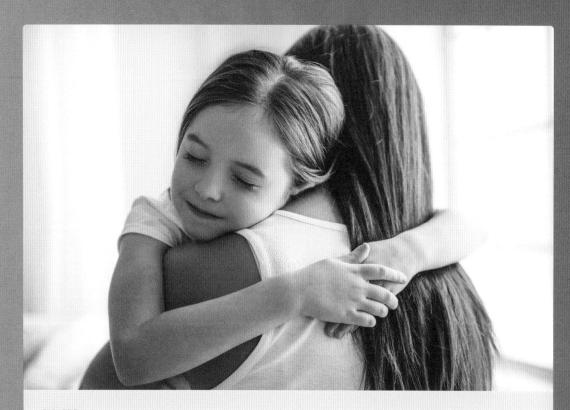

触觉

《斯坦福大学哲学百科全书》（Stanford Encyclopedia of Philosophy）指出，触觉被认为是人类发展的第一感觉。触觉由几种不同的感觉组成，通过位于皮肤上的特殊神经元传递给大脑。

压力、温度、轻触、振动、疼痛等等都是触觉的一部分，都归因于皮肤上不同的感受器。触觉不仅仅是一种与世界互动的感觉，它似乎对人类的福祉也非常重要。

例如，人们发现，触摸可以向他人传递同情。触觉也会影响人类的决策方式。根据哈佛大学和耶鲁大学心理学家 2010 年 6 月 24 日在《科学》（Science）期刊上发表的六项研究，质感可以与抽象概念联系在一起，而触摸有质感的东西可以影响一个人做出的决定。

视觉

　　视觉，或通过眼睛感知事物，是一个复杂的过程。首先，光从物体反射到眼睛。眼睛的透明外层称为角膜，会弯曲穿过瞳孔的光线。虹膜（眼睛的有色部分）的工作原理就像照相机的快门，收缩以阻挡光线进入，或者打开更大让更多光线进入。"角膜聚焦大部分光线。然后，当光线穿过晶状体时，晶状体继续聚焦光线。"莱诺克斯山医院的眼科医生和视网膜专家马克·弗罗默博士解释说。

　　然后，眼睛的晶状体折射（弯曲）光线，并将光线聚焦在眼睛后部布满神经细胞的视网膜上。根据美国验光协会（American Optometric Association）发布的内容，这些细胞的形状有的呈杆状，有的呈锥状，也正是以它们的形状命名。视锥细胞将光转化为颜色、中心视觉和细节。视杆细胞将光转化为周边视觉和运动。在光线有限的情况下，比如晚上，视杆细胞也能赋予人类视觉。从光中翻译出来的信息以电脉冲的形式通过视神经发送到大脑。

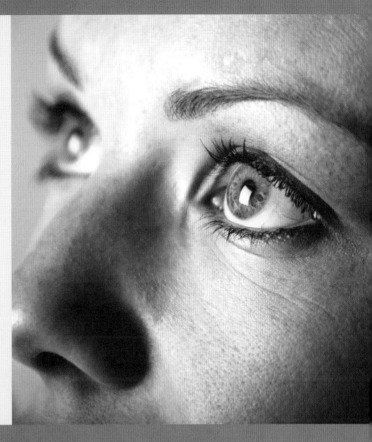

听觉

　　这种感觉是通过人耳这一复杂迷宫来实现的。声音通过外耳输送到外耳道。然后，声波到达鼓膜（或耳膜），这是一层薄薄的结缔组织，受到声波撞击时会振动。振动传到中耳，在那里，听小骨——三块被称为锤骨、砧骨和镫骨的小骨头——发生振动。镫骨进而推动一个叫作前庭窗的结构进出，向科蒂氏器官发送振动。这个螺旋状的器官是听觉的接收器官，其中的微小毛细胞将振动转化为电脉冲。然后脉冲通过感觉神经传递到大脑。人们保持平衡感是因为中耳的咽鼓管使中耳的气压与大气气压相等。内耳的前庭复合体对平衡也很重要，因为它含有调节平衡感的感受器。内耳与前庭耳蜗神经相连，前庭耳蜗神经将声音和平衡信息传递给大脑。

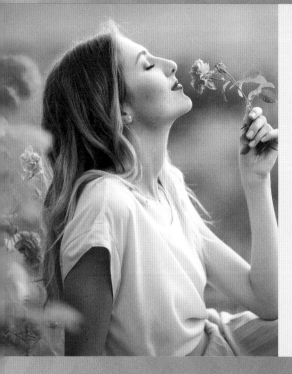

嗅觉

　　据研究人员称，人类可能能够闻到超过 1 万亿种气味。嗅裂位于鼻腔的顶部，靠近大脑的"嗅觉"部分——嗅球和嗅窝。美国鼻科学学会（American Rhinologic Society）称，嗅裂的神经末梢将气味传递给大脑。众所周知，狗的嗅觉很好，但研究表明，人类的嗅觉跟这种人类最好的朋友一样好。2017 年 5 月 11 日发表在《科学》期刊上的一项研究表明，人类可以区分 1 万亿种不同的气味，而人们曾经认为，人类只能识别 1 万种不同的气味。"事实上，人类的嗅觉和其他哺乳动物，比如啮齿动物和狗，一样好。"新泽西州罗格斯大学新不伦瑞克分校（Rutgers University–New Brunswick）的神经科学家约翰·麦根（John McGann）在一份声明中说，他是这项新研究的作者。罗格斯大学的研究支持了纽约洛克菲勒大学（The Rockefeller University）之前的一项研究，后者的研究结果发表在 2014 年 3 月的《科学》期刊上。

　　人类有 400 个嗅觉感受器。麦根说，虽然没有超级嗅觉动物那样多，但人脑的复杂程度弥补了这一差异。

味觉

　　味觉通常分为四种：咸、甜、酸和苦。还有第五种味道，定义为鲜味。根据美国国家医学图书馆的资料，味觉在人类进化过程中发挥了作用，因为味觉可以帮助人类测试所吃的食物。苦味或酸味表明植物可能有毒或已经腐烂了，而咸味或甜味往往意味着食物营养丰富。味觉是由味蕾感知的。成年人有 2000 到 4000 个味蕾，大多数分布在舌头上，但它们也排列在喉咙后部、会厌、鼻腔和食道上。有种说法是舌头上不同的区域感知不同的味道，这是错误的。舌头的各个部位都能感受到这五种味道，不过侧边比中间更敏感。味蕾中大约一半的感觉细胞对五种基本味道中的几种有反应，只有把舌头不同部位的所有信息结合起来，才能形成一种味道的完整体验。另一半味蕾感觉细胞专门对一种味道做出反应，它们的工作是传递有关食物强度的信息——食物尝起来有多咸或者有多甜。其他因素有助于在大脑中建立味觉感知，例如，食物的气味会极大地影响大脑对味道的感知，气味被送到口腔的过程被称为嗅觉转介。这就是鼻塞的人可能难以品尝到食物原味的原因。

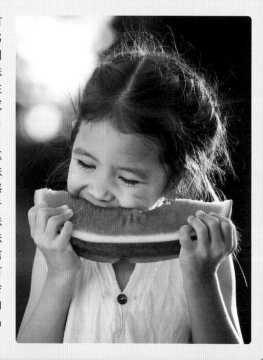

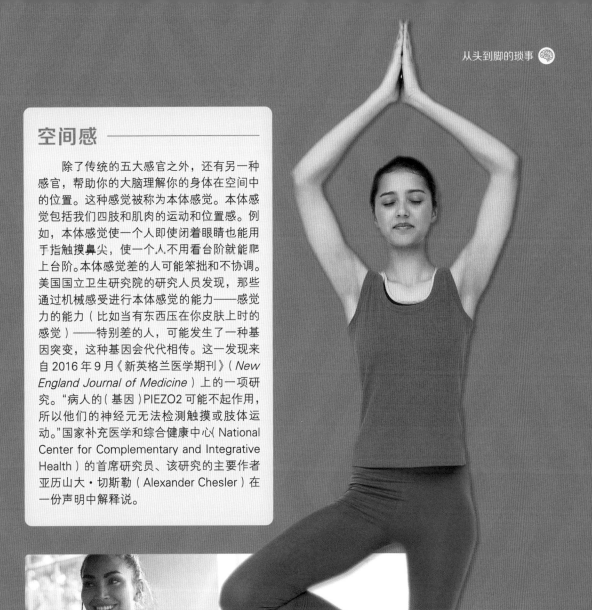

空间感 ———

除了传统的五大感官之外，还有另一种感官，帮助你的大脑理解你的身体在空间中的位置。这种感觉被称为本体感觉。本体感觉包括我们四肢和肌肉的运动和位置感。例如，本体感觉使一个人即使闭着眼睛也能用手指触摸鼻尖，使一个人不用看台阶就能爬上台阶。本体感觉差的人可能笨拙和不协调。美国国立卫生研究院的研究人员发现，那些通过机械感受进行本体感觉的能力——感觉力的能力（比如当有东西压在你皮肤上时的感觉）——特别差的人，可能发生了一种基因突变，这种基因会代代相传。这一发现来自 2016 年 9 月《新英格兰医学期刊》（*New England Journal of Medicine*）上的一项研究。"病人的（基因）PIEZO2 可能不起作用，所以他们的神经元无法检测触摸或肢体运动。"国家补充医学和综合健康中心（National Center for Complementary and Integrative Health）的首席研究员、该研究的主要作者亚历山大·切斯勒（Alexander Chesler）在一份声明中解释说。

其余的感觉和变化 ———

还有一些更微妙的感觉是大多数人从未真正感知到的。例如，有神经元传感器通过感知运动来控制平衡和头部倾斜。存在特定的动觉感受器，用于检测肌肉和肌腱的拉伸，帮助人们跟踪自己的四肢。其他感受器用于检测循环系统中某些动脉的氧气水平。

有时候，人们甚至不会以同样的方式感知感官。例如，有牵连感觉的人可以把声音看作颜色，或者把某些景象和气味联系起来。

身体中的脂肪有什么作用?

下次你考虑要不要吃薯条的时候,可以看看这个

■ 撰文:斯蒂芬妮·达钦(Stephanie Dutchen)

众所周知,过多的胆固醇和其他脂肪会导致疾病,健康的饮食应当包括注意我们吃了多少高脂肪食物。然而,我们的身体需要一定量的脂肪来维持功能,而我们不可能凭空制造出脂肪。

甘油三酯、胆固醇和其他必需脂肪酸——这些都是人体自身不能制造的脂肪——能够储存能量,为我们提供隔离层,并保护我们的重要器官。它们充当信使,帮助蛋白质完成它们的工作。它们还启动化学反应,帮助控制生长、免疫功能、生殖和基本代谢的其他方面。

脂肪,特别是胆固醇,也是形成细胞膜的原材料。细胞膜分子的脂肪端不亲近细胞内外的水,而非脂肪端则亲水。这些分子自发地排列起来,形成半透膜。其结果是:细胞膜作为灵活的保护屏障,就像俱乐部的保镖一样,只允许适当的分子进出细胞。

制造、分解、储存和转移脂肪的循环是人类和所有动物调节能量的核心。任何一步的不平衡都可能导致疾病,包括心脏病和糖尿病。例如,血液中甘油三酯过多会增加动脉阻塞的风险,从而导致心脏病发作和中风。

脂肪也能帮助身体储存某些营养物质。所谓的"脂溶性"维生素——A、D、E和K——储存在肝脏和脂肪组织中。因为已经知道脂肪在人体的许多基本功能中发挥着如此重要的作用,美国国立卫生研究院资助的研究人员正在研究人类和其他生物体中的脂肪,以了解更多相关知识。

> "我们的身体需要脂肪来维持功能——而我们不可能凭空制造出脂肪"

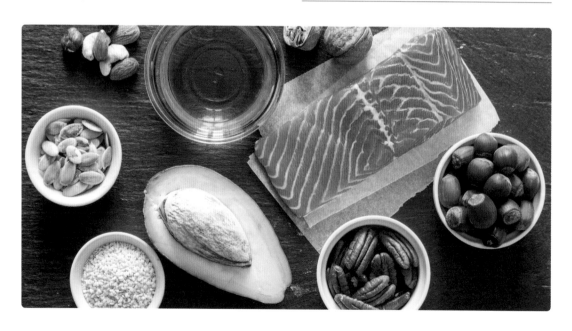

为什么我们要睡觉？

人类一生中有近三分之一的时间都在睡觉，但没有人知道睡眠到底有什么作用

■ 撰文：斯蒂芬妮·帕帕斯

不睡觉真的会让你精神错乱，最终会害死你。很明显，睡眠对身体功能至关重要。但没有人真正知道睡眠的作用。"这有点尴尬，"纽约大学的神经科学家迈克尔·哈拉萨博士（Dr.Michael Halassa）说，"例如，我们需要吃饭和繁殖的原因很明显……但我们为什么需要睡觉却不清楚。"我们在睡觉的时候是很脆弱的，所以无论睡眠有什么用，它肯定值得我们冒险让大脑处于离线状态。有一些关于我们为什么需要睡觉的理论，尽管没有一个是完全可靠的，但有一些理论试图解释每晚发生的事情，涉及从细胞过程到认知等主题的研究。研究人员表示，睡眠似乎是大脑自我重组能力的关键，这种能力被称为可塑性。可塑性与我们的学习和记忆有关。

虽然目前还不清楚具体原因，但大量证据表明，失眠会导致记忆问题，尤其是工作记忆，记忆这一过程使人们在解决问题时，能够以一种容易获取的方式保存信息。睡眠不足的人还会出现注意力和调节情绪方面的问题。未来，通过对大脑支持细胞——神经胶质细胞的研究，人们也许能更好地理解睡眠。

这些脑细胞，其名字的字面意思是"胶水"，曾经被认为在很大程度上是惰性的，但最近人们发现它们具有一系列功能。例如，神经胶质细胞可以控制脑脊液在整个大脑中的流动，这可能意味着睡眠期间大脑在清除代谢废物。

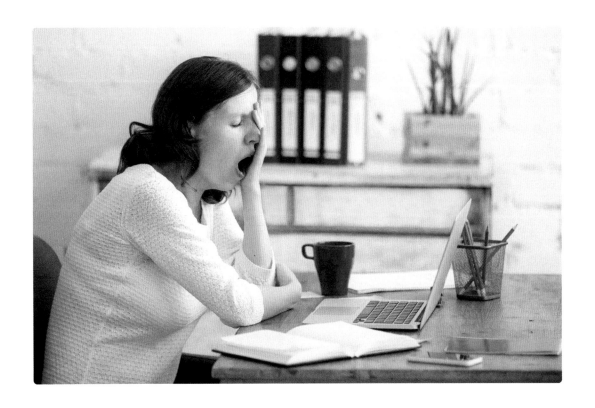

你的身体如何应对恐惧？

当我们害怕的时候，我们的身体会发生什么

■ 撰文：明迪·韦斯伯格（Mindy Weisberger）

对很多人来说，秋天是令人毛骨悚然的季节。白天变暗，夜晚变长，空气中弥漫着寒意，树叶都掉光了，树木呈现出骨架般的轮廓。

如果这一点还没有让你感到不安，那么万圣节如何？万圣节的到来会引发大量带有恐怖色彩的装饰和服装：带着邪恶笑容的南瓜灯；头骨和骨头；摇摇欲坠的墓碑；嗜血的吸血鬼；腐烂的尸体蹒跚走向即将到来的僵尸末日。

这足以让你脊背发冷。但为什么有些事情会让我们害怕呢？文化影响会导致人们害怕某些特定的东西，比如黑猫或杀人小丑。但也有一些普遍的恐惧触发因素，俄亥俄州立大学韦克斯纳医学中心（The Ohio State University Wexner Medical Center）神经行为健康部门主任、神经精神病学家凯瑟琳·布朗洛博士（Dr. Katherine Brownlowe）说。"通常，这些都是会致死的东西，"布朗洛说，"高度、动物、闪电、蜘蛛、有人在黑暗的小巷里追你——一般来说，人们对这类事情会有某种恐惧反应。"

恐惧因素

恐惧首先是一种生存机制。当感官检测到可能构成威胁的压力来源时，大脑会激活一系列反应，让我们要么为生存而战，要么尽快逃离——哺乳动物的这种反应被称为"战斗或逃跑"（fight-or-flight）反应。布朗洛在接受趣味科学网采访时表示，恐惧是由大脑颞叶中被称为杏仁核的部分控制的。当压力激活杏仁核时，它会暂时压倒有意识的思考，这样身体就可以将所有能量转移用来面对威胁——不管是什么威胁。

"神经化学物质和激素的释放会导致心率和呼吸加快，将血液从肠道分流出去，转而输送更多的血液到肌肉，用于逃跑或战斗，"布朗洛解释说，"它会让大脑的所有注意力进入'战斗或逃跑'模式。"

毛茸茸，原地不动，集中注意力

我们的身体对致命恐惧的一些反应是倒退返祖，尽管这些反应对我们来说不再那么有用了。当恐惧让我们的皮肤起鸡皮疙瘩时，它会让我们手臂上的毛发竖起来——这似乎既不能帮助我们与敌人战斗，也不能帮助我们逃离敌人。但是，我们的早期人类祖先被毛发覆盖，皮肤上的毛发竖起来能让他们看起来更高大、更威严，布朗洛说。

像被汽车前灯照到的鹿会原地不动一样，这是另一种常见的恐惧反应，布朗洛指出，这种行为在被捕食的动物身上很常见。

她说："如果你一动不动，那么捕食者就不太可能看到你，也不太可能注意到你，也不太可能吃掉你。"当我们感到害怕时，我们的情绪反应也是有目的的——它会提高警觉性，让身体和大脑专注于保持安全，直到威胁消失或被消除。

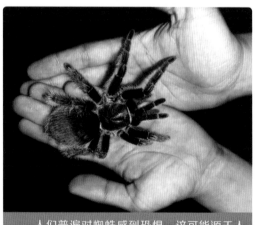

人们普遍对蜘蛛感到恐惧，这可能源于人类的进化。

> "文化影响会导致人们害怕
> 某些特定的东西"

即使是婴儿也会害怕巨大的噪音、突然的动作和不熟悉的面孔，小孩子可能会对一些现实并不存在的东西感到恐惧——比如藏在床底下的怪物或壁橱里的妖怪。布朗洛说，孩子们要到 7 岁左右才能区分现实世界的威胁和只存在于他们想象中的威胁。

面对恐惧

据我们所知，人类对恐惧的反应与其他动物不同的是，一旦人们意识到自己并没有真正处于危险之中，他们就能处理并抑制这种恐惧。

"我们可能会受到惊吓，但我们不会像兔子一样逃跑，而是会重新评估情况，并搞清楚我们不需要以'战斗或逃跑'的方式做出反应，"布朗洛说，"然后我们就可以继续我们的一天了。"

有些人甚至刻意寻求恐惧体验——他们看恐怖电影，勇敢面对从高耸的云霄飞车上落下的恐怖，做任何能让他们立即感受到个人风险的事情。

布朗洛表示，他们做这些事情时正在享受恐惧带来的化学后果——一种令人愉悦的感觉。"一旦'战斗或逃跑'信号停止，大脑就会释放神经递质和激素，调节我们所说的'休息和消化'系统，"布朗洛解释说，"心率在下降，呼吸在减慢，鸡皮疙瘩在放松。身体会有一种内在的认知解脱感，这种感觉很好。"

现代世界带来了许多早期人类从未面对过、也无法想象的压力——经济负担、表现焦虑，以及其他一些可能产生恐惧和极度焦虑的社会压力。

"经历真正的恐惧能让我们日常面对的恐惧看起来不那么可怕，"布朗洛补充说，"它给人们提供了一个视角——如果你因为要跟老板谈加薪而焦虑不堪，那就去经历更可怕的事情，感受被吓得屁滚尿流，这种情况下再跟老板谈加薪就没什么大不了的。"

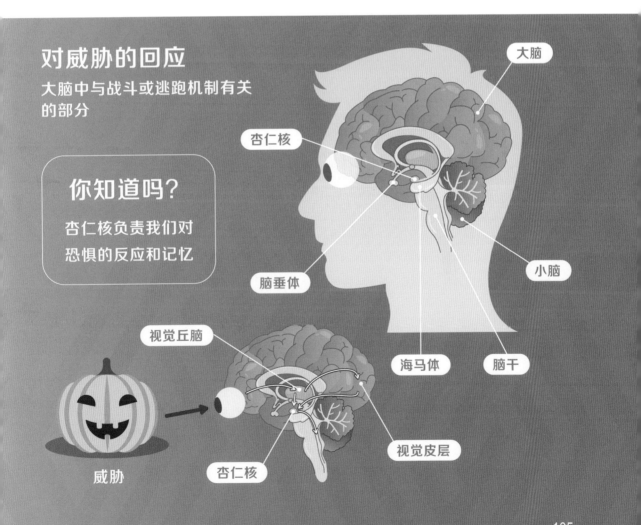

对威胁的回应
大脑中与战斗或逃跑机制有关的部分

大脑

杏仁核

你知道吗？
杏仁核负责我们对恐惧的反应和记忆

脑垂体

小脑

海马体

脑干

视觉丘脑

视觉皮层

威胁

杏仁核

"正常"体温

为什么 37 摄氏度是我们的"正常"体温？

■ 撰文：比约恩·凯里（Bjorn Carey）

对大多数人来说，体温计读数在 37 摄氏度（98.6 华氏度）左右意味着他们的体温正常。2011 年，两位科学家提出了一个理论，解释为什么我们的身体以及大多数其他哺乳动物的身体一直在这种温度下运行：温暖的体温有助于防止讨厌的真菌感染。

"关于人类和其他高级哺乳动物的一个谜团是，为什么他们比其他动物体温更高，"该研究的合著者、叶史瓦大学爱因斯坦医学院（Albert Einstein College of Medicine of Yeshiva）微生物学和免疫学教授兼主任阿图罗·卡萨德瓦尔（Arturo Casadevall）说，"这项研究有助于解释为什么哺乳动物的体温都在 37 摄氏度左右。"卡萨德瓦尔之前的研究表明，温度每升高 1 摄氏度（1.8 华氏度），能够繁殖并感染动物的真菌种类的数量就会下降 6%。他声称，这就是为什么爬行动物、两栖动物和其他冷血动物容易受到成千上万种真菌的影响，而只有几百种真菌会伤害人类和其他哺乳动物。

在卡萨德瓦尔 2011 年发表在《微生物学》（*mBio*）期刊上的研究中，他和他的合作者、同样来自爱因斯坦医学院的生物学家阿维夫·伯格曼（Aviv Bergman）分析了将体温保持在 30~40 摄氏度（86~104 华氏度）所获得的抗真菌效益，以及保持该体温所需的大量食物成本。

结果表明，最佳温度是 36.7 摄氏度（98.06 华氏度），与我们认为的人类"正常"温度仅相差不到一度。考虑到许多科学家现在认为 37.77 摄氏度（98.2 华氏度）是人类真正的正常温度，该研究结果可能更接近正常。

较高体温的一个缺点是需要大量的食物来维持。尽管如此，保持温暖的身体可能为哺乳动物提供了比恐龙存续时间更久的关键优势。卡萨德瓦尔说，小行星撞击杀死了恐龙和大型动物，重置了一切。哺乳动物因此能够成为优势物种，因为它们是温血动物，不容易感染许多真菌疾病。

"只有几百种真菌对人类有害"

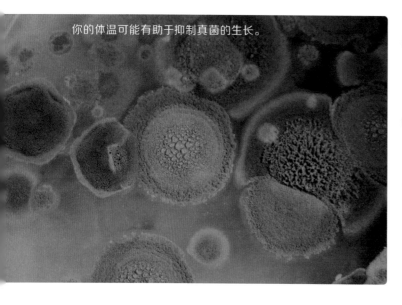

你的体温可能有助于抑制真菌的生长。

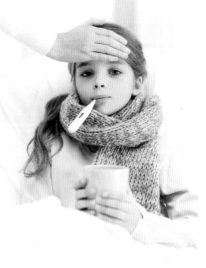

宿醉

喝太多酒第二天对大脑的影响有多大

■ 撰文：蕾切尔·雷特纳

我们都知道不应该酒后驾车，但是，如果你是在喝完酒的第二天早上开车呢？根据一项新的荟萃分析，即使是第二天开车仍然可能是有问题的，因为酒精对我们大脑的影响似乎在这种化学物质离开我们的血液后仍然存在。

该分析于 2018 年 8 月 25 日发表在《成瘾》（Addiction）期刊上，研究发现，一夜狂饮可能会影响人们第二天的认知，包括记忆力、注意力、协调能力甚至驾驶技能。该研究的资深作者、英国巴斯大学（University of Bath, UK）心理学系助理教授萨莉·亚当斯（Sally Adams）在一份声明中说："我们的研究结果表明，宿醉会对驾驶等日常活动的表现，以及注意力和记忆力等工作技能产生严重影响。"

酒后思考

众所周知，醉酒会暂时损害思维和协调能力。但宿醉过后，第二天的认知能力是否会受损，目前还不太清楚，人们有关这一主题的研究结果是相互矛盾的。研究人员分析了之前涉及 1100 多人的 19 项研究的数据，所有这些研究都测试了人们在大量饮酒后第二天的思维能力，当时他们的血液酒精含量低于 0.02%。作为对比，在美国驾驶汽车的法定血液酒精含量限制是 0.08%。

研究发现，总体而言，与没有宿醉的人相比，宿醉的人注意力、记忆力和协调能力都较差。其中一些研究通过模拟驾驶来测试人们的驾驶能力。他们发现，与没有宿醉时相比，人们宿醉后控制车辆的能力受到了损害。虽然很多人认为宿醉后开车没什么问题，但亚当斯说："即使酒精已经离开了我们的身体系统，第二天我们可能仍然会受到损害。"宿醉对人们在工作场所的安全和效率的影响还需要更多研究。研究人员指出，尽管许多工作场所都有禁止在工作时醉酒的规定，但这些规定很少对宿醉做出禁止性要求。

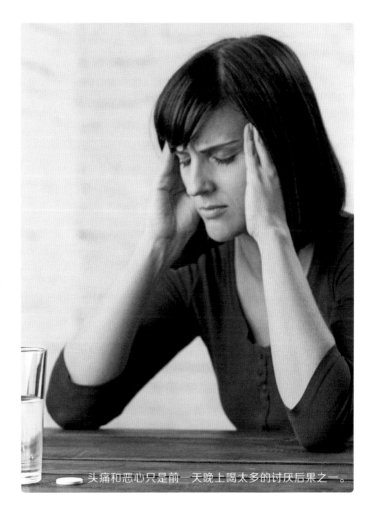

头痛和恶心只是前一天晚上喝太多的讨厌后果之一。

面部表情

尴尬？被逗乐？人类有几十种不同的表情

■ 撰文：蒂娅·戈斯

让一个来自不丹偏远村庄的女人表现出尴尬、有趣或敬畏的样子，很可能美国的一个十几岁的男孩也能准确猜出她所表现出的情绪。

新的研究发现，人类有几十种通用的情绪表达方式，并且在不同的文化中，人们以可识别的方式使用这些表达方式。这个数字远远超出了人们之前认为的世界各地相似情绪的范围。

几十年来，科学家们一直认为人类有六种基本的面部表情——快乐、悲伤、厌恶、恐惧、愤怒和惊讶。但几年前，加州大学伯克利分校（University of California at Berkeley）和耶鲁大学的心理学家丹尼尔·科达罗（Daniel Cordaro）开始怀疑是否还有更多表情。他花时间在现实生活场景中研究了人们的反应，也研究了视频中人们的反应，比如孩子们打开礼物的瞬间。他注意到，尽管存在文化差异，但许多更复杂的表情在不同文化中似乎是相似的。

为了验证这个想法，科尔达罗和他的同事们向来自四大洲的人展示了用一句话描述的一个故事（研究人员将其翻译成不同的母语），比如"你的朋友刚刚给你讲了一个非常有趣的故事，你觉得很有趣"或者"你被你的朋友抓到正在大声唱着你最喜欢的歌，你觉得很尴尬"，然后要求受试者用无声的方式表演这种情绪状态。

当研究人员与来自外国文化的人分享这些情感重演情形时，观众可以将 30 种面部和声音表情与相关故事相匹配，比他们只是猜测的准确性更高。有趣的是，在不同的文化中，同情、渴望和害羞的表情似乎并不相同。

研究团队还比较了中国、日本、韩国、印度和美国人在重现这些情绪时的表现，然后对他们的 5942 个面部表情进行了编码。科达罗说，"这意味着要仔细记录 25000 块不同面部肌肉的位置。我们发现了这些令人难以置信的模式：人们做出这些表情的方式有很多相似之处。"有些表情在不同文化中非常相似，而另外一些，比如看到可爱的东西时发出"哇"声，则不是普遍的。但最初参与这项研究的大多数人都会密切接触到电视、智能手机和其他技术，这意味着所研究的情绪表达可能并不真正具有普遍性。

因此，科达罗和他的同事们长途跋涉到不丹一个外人从未涉足的偏远村庄。研究人员要求村民们将听到的声音与正在描述的故事配对。对于 17 种声音表情中的 15 种，村民们能够以高于偶然的速度选择出相应的情景。研究结果表明，人类情感的很大一部分是相通的，而且人类的情感表达比研究人员先前描述的六种基本表达要深刻得多。但研究结果不应低估文化的作用，科达罗说。"每一种情绪都可以归结为一个故事，"科尔达罗补充道，"文化教会了我们这些故事，但这些故事背后有相应的主题，我们运用相应的情感来回应。"

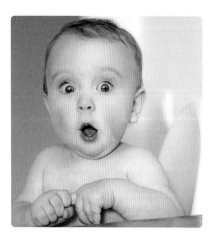 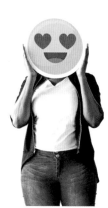 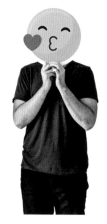 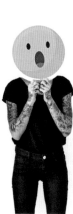 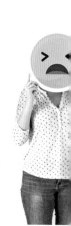

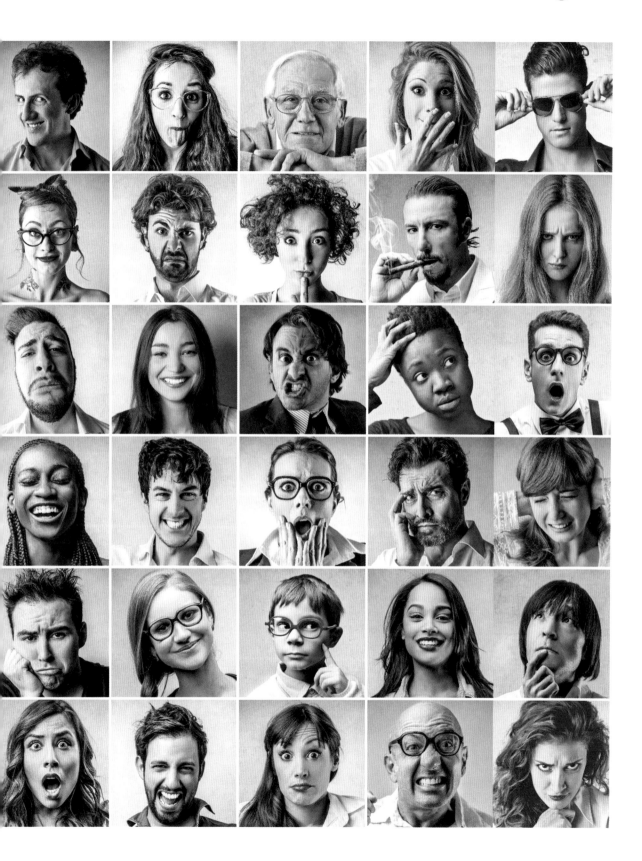

7 个惊人的健康风险

以下是你每天可能做或经历的 7 件事，它们会以意想不到的方式影响你的健康

■ 撰文：卡里·尼伦贝格（Cari Nierenberg）

1 睡眠过多

许多美国人睡眠太少，但睡眠过多也有其弊端。在今年美国心脏协会医学会议上公布的一项研究中，研究人员发现，老年女性心脏健康状况较差与睡眠过多有关。研究发现，每晚睡眠时间超过 9 小时的老年女性在未来 10 年内患心脏病的风险估计为 13%，而每晚睡眠时间在 7.5 至 8 小时之间的女性患心脏病的风险估计为 12%。

2 无麸质饮食

乳糜泻是一种罕见的疾病，患者食用麸质会引发免疫反应，损害小肠，患有这种疾病的人必须避免食用麸质。但随着无麸质饮食的流行，许多人认为不吃麸质对他们更健康。一些人说，他们在不吃含麸质的食物后感觉好多了，比如大多数面包、谷物、意大利面、甜点和许多加工食品。然而，营养专家说，这些健康益处可能是人们吃不同食物（多吃水果和蔬菜，少吃垃圾食品）的结果，而不是直接避免麸质带来的好处。更重要的是，不吃麸质对一些人来说可能有风险，可能会导致某些营养不足。

3 喝无糖汽水

研究人员发现，在 10 年的时间里，每天喝无糖汽水的中老年人患中风或痴呆的可能性是不喝无糖汽水的人的三倍。之前的研究已经表明饮用无糖汽水容易导致肥胖和糖尿病，而这两种健康问题都与血液循环不良有关，这可能会加剧一个人患中风和痴呆的风险。同一研究团队在另一项研究中发现，每天至少喝一杯无糖汽水的人的脑容量比从不喝无糖饮料的人要小。

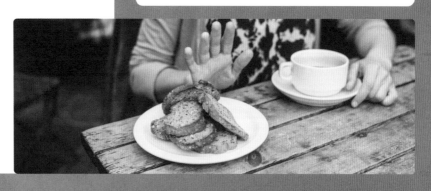

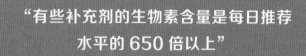

"有些补充剂的生物素含量是每日推荐
水平的 650 倍以上"

6 使用智能手机

2016 年的一项研究显示，与睡前较少使用手机的人相比，睡前花更多时间玩智能手机的成年人需要更长的时间才能入睡，而且睡得不好或睡眠不足。暴露在屏幕的蓝光下可能会抑制大脑分泌褪黑素，使人更难入睡。一项小型研究发现，沉迷于使用智能手机的青少年，大脑中的化学物质容易失衡。脑部扫描显示，这些青少年的大脑中控制情绪的区域产生了过多的神经递质 γ - 氨基丁酸（GABA）。频繁使用手机不仅会扰乱大脑的化学反应，还可能导致短期视力丧失。晚上躺在黑暗的房间里看手机可能会导致一只眼睛失明几分钟。

4 服用维生素

2017 年，美国食品药品监督管理局（Food and Drug Administration，简称 FDA）向消费者发出了高剂量生物素（一种 B 族复合维生素）的风险警告。血液中高水平的生物素会影响一些实验室测试的结果，包括测量激素水平和检测心脏病发作的测试。FDA 表示，这些错误的检测结果可能产生严重影响，最终导致病患死亡。医学研究所建议每天摄入 30 微克的生物素，但有些补充剂的含量超过了这个数字的 650 倍。

久坐不起 5

久坐已被证实容易导致糖尿病和心脏病。2015 年的一项研究发现了久坐的另一种风险：与每天坐不到 3 小时的女性相比，每天坐 6 小时以上的女性患乳腺癌、卵巢癌和多发性骨髓瘤（一种血癌）的风险更高。在男性中没有发现类似结果，除了那些肥胖的人。长时间坐着的肥胖男性患癌症的风险也更高。另一项研究发现，一天中大部分时间都坐着的人可能跟那些吸烟或酗酒的人一样容易早死。

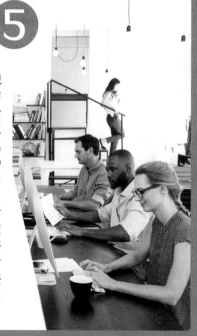

社交媒体 7

每天在流行社交媒体网站上花费超过 2 小时的年轻人感到社交孤立的可能性，是每天在这些网站上花费不到 30 分钟的同龄人的两倍。社交孤独意味着没有归属感，且缺乏与他人交往并建立亲近关系的技能。目前还不清楚年轻人转向社交媒体寻求联系，是因为他们本就感到孤独，还是因为他们在使用社交媒体后更加感到孤独。研究人员说，对这些发现的可能解释是，社交媒体可能限制了面对面的交流，从而给年轻人一种错误印象，以为他们的同龄人过着比自己更幸福的生活。

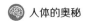

奇怪的人体

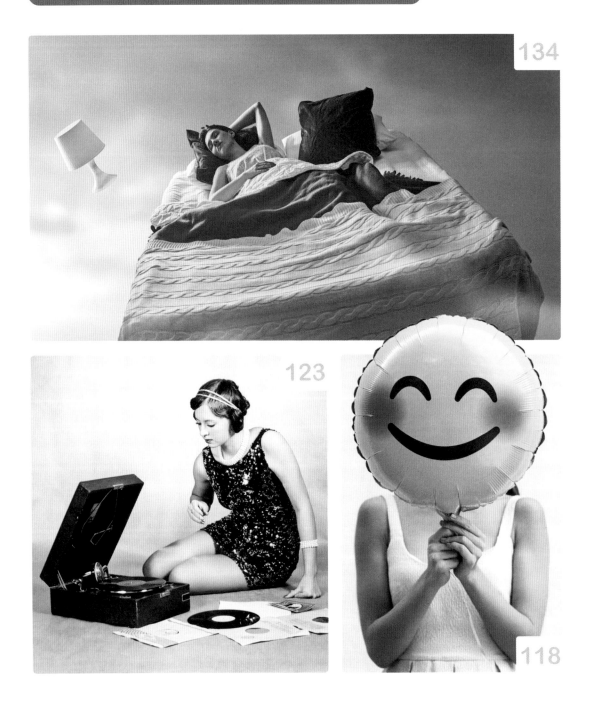

134

123

118

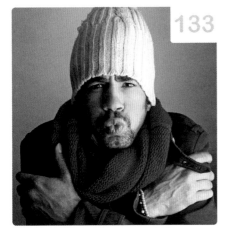

133

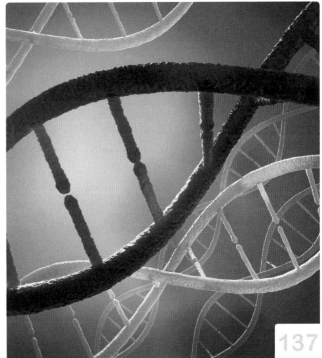

137

"政府部门的档案里
有一些关于你的
不寻常的数据……"

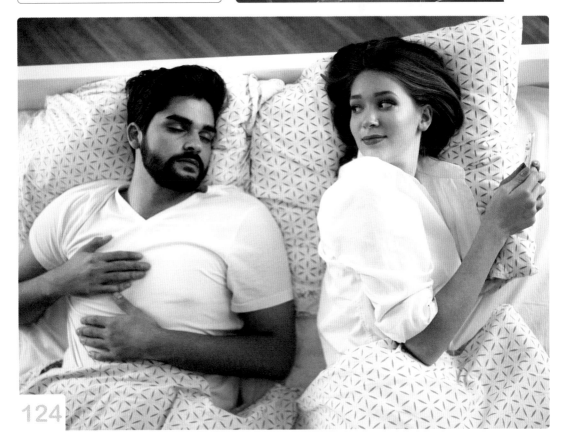

124

人类所做的 25 件奇怪的事情

关于一些我们一直在做的平凡而奇怪的事情，以及我们这么做的原因

■ 撰文：娜塔莉·沃伦奇欧福尔（Natalie Wolchover）、伊丽莎白·彼得森（Elizabeth Peterson）、本·毛克、科里·宾斯（Corey Binns）、斯蒂芬妮·帕帕斯、米歇尔·布吕纳（Michelle Bryner）

1 有惯用手

根据科学家的研究，你有惯用手这一事实有点奇怪。一个理论指出，人们之所以有惯用手，与大脑处理语言的方式有关。左脑（大多数人的语言中枢所在）比右脑更复杂。左脑也恰好控制着身体的右侧。这部分大脑的布线可能是惯用右手的人身体右侧占据主导地位的原因。然而，研究人员发现，并非所有右撇子的语言中心都位于左脑。

2 说谎

人们说谎（有些是恶意的，有些完全是善意的）的原因很多，但每个人都有说谎的时候。如果我们说知道原因，那就是在说谎。事实是，科学家们不确定人类为什么会说谎，但他们知道这很常见，而且很可能与几个心理因素有关。这些因素中最重要的是自尊。人们常常为了使社交场合更轻松而说谎，这可能意味着人们会为了避免伤害别人的感情或避免分歧而说谎。但是，得克萨斯州奥斯汀市圣爱德华大学（St. Edward's University in Austin, Texas）传播学助理教授、《人际交往中的谎言与欺骗》（*Lying and Deception in Human Interaction*）一书的合著者威廉·欧内斯特（William Earnest）认为，当人们试图避免惩罚或尴尬时，就会公然撒谎（编造事实或伪造信息）。

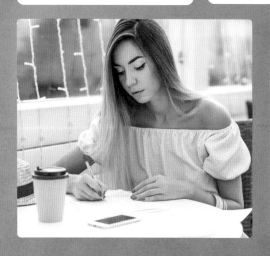

3 改变自己的身体

根据美国美容整形外科学会（American Society for Aesthetic Plastic Surgery）的数据，2015 年，美国人在外科和非外科美容手术上的花费超过了 135 亿美元。这其实是一种折磨。为什么人类觉得有必要通过手术或永久性装饰来改变自己的身体，比如文身和穿孔？科学家们认为答案很简单：人们认为整形手术和其他美容手术会让他们看起来更漂亮，因此感觉更好。然而，一些身体上的改变，特别是整形手术，并不一定会让别人觉得你更有吸引力。

④ 八卦

如果你和大多数人一样，那么你可能至少听过几次小道消息。不管你喜不喜欢，八卦是日常生活的一部分。事实上，科学家们推测，八卦可能会拉近人与人之间的距离。英国牛津大学的灵长类动物学家罗宾·邓巴（Robin Dunbar）认为，八卦类似于其他灵长类动物互相梳理毛发。狒狒会互相从背上的毛发里挑出寄生虫，类似于我们人类在背后议论别人。邓巴认为，正是语言的黏合剂使我们的社交联系更加紧密。南佛罗里达大学（University of South Florida）心理学教授珍妮弗·博松（Jennifer Bosson）等其他研究人员也认为，分享对他人的厌恶有助于在说闲话者和听闲话者之间建立联系。"当两个人都不喜欢另一个人时，这会让他们更亲密。"博松在 2006 年接受趣味科学网采访时表示。

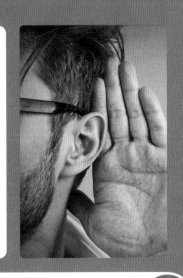

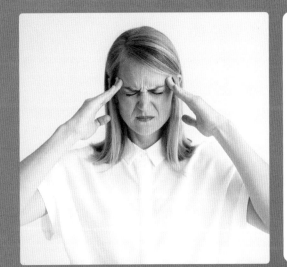

大脑短路 ⑤

忘记花边新闻一点也不奇怪，但忘记你应该知道的事实——比如你为什么走进房间或你自己孩子的名字——肯定有点奇怪。然而，这些所谓的大脑短路对我们人类来说相当频繁。研究人员表示，很多事情都会导致你的记忆力滞后，最常见的罪魁祸首是压力和睡眠不足。但不一定是正在经历艰难时期的人才会忘记重要的事情。根据2011年发表在《实验心理学季刊》（Quarterly Journal of Experimental Psychology）上的一项研究，开门这样简单的事情就会引发大脑短路。许多其他随机小事也可能导致你的大脑经历回忆波动，包括旋转的轮胎和阴影。

⑥ 感觉无聊

世界那么大，有那么多事情要做，为什么我们会感到无聊呢？事实证明，并不是保持忙碌就不会无聊。研究人员表示，无聊源于客观上缺乏神经兴奋，这会带来一种主观上的不满意、沮丧或不感兴趣的心理状态。有些人比其他人更容易感到无聊。那些患有影响注意力的疾病（如多动症）的人可能更容易感到无聊。年龄也可能影响人们对无聊的易感性。研究发现，接近青少年末期的人，大约22岁，可能比青少年更不容易感到无聊。

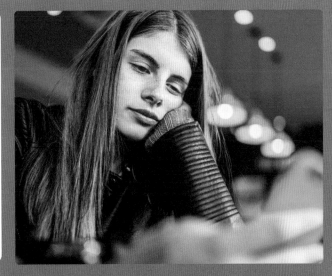

⑦ 思考死亡

思考过死亡吗？如果你对这个问题的回答是"不"，那么你跟大多数人都不一样，对他们来说，死亡和临终的想法是"非常常见和非常自然的"，威斯康星大学麦迪逊分校健康心理中心（Center for Healthy Minds at the University of Wisconsin–Madison）的助理科学家和心理学家佩林·凯塞比尔（Pelin Kesebir）说。虽然困扰于自己会死不太正常，但我们人类确实会时不时地想到自己的死亡（或亲人的死亡）。凯塞比尔在 2016 年 9 月接受趣味科学网采访时说，人们可能会经常思考死亡，缘于人类复杂的大脑。她说，我们的思想"让我们痛苦地意识到死亡不可避免，这种意识与我们生理上对生命的渴望相冲突"。她补充说，这种病态的思考会让一些人感到焦虑，而对另一些人来说，它可能是"清晰的思维能力以及智慧"的极大来源。

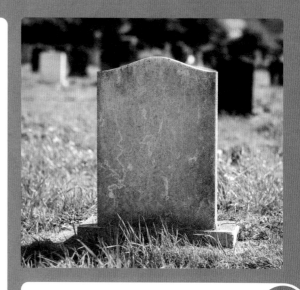

实践宗教 ⑧

全世界有数十亿人信仰宗教。但是宗教最初是从哪里来的呢？每种信仰都有自己的起源故事，但关于宗教思想最初是如何在人类中出现的，这背后的故事也可以用科学来解释。最流行的宗教起源理论之一是围绕着所谓"神的能力"发展而来的。早期人类生活在一个必须迅速做出决定以避免危险的世界里——那些坐在那里怀疑他们听到的声音是狮子还是风的人很快就被淘汰了。那些存活下来繁衍后代的人发展出了进化科学家所说的超敏感媒介检测装置（hypersensitive agency-detecting device，简称 HADD）。但 HADD 不仅帮助人们避开了饥饿的狮子，它还可能通过强化这一观念——外部力量有能动性或自主行动能力，从而播下了宗教思想的种子。

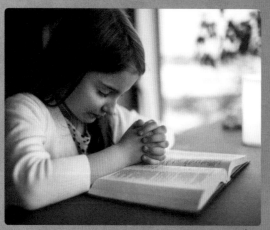

⑨ 做不利于自己的事情

吸烟、酗酒、吸毒——所有这些都对我们有害，然而，戒掉这些自我毁灭的行为真的是一件苦差事。为什么人类很难改掉坏习惯呢？科学家们列出了几个原因，来解释为什么我们并不总能清醒地认识到这些常识对我们有益。除了某些成瘾习惯的遗传倾向外，有些人还可能会从事冒险行为，因为他们没有真正考虑到这些行为的后果。

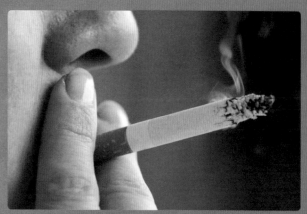

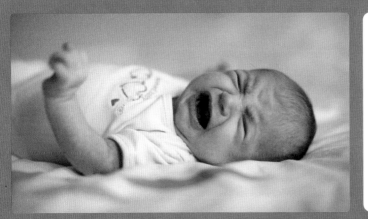

哭泣 10

多么奇怪，悲伤会使我们流眼泪！在所有的动物中，只有我们会因感情而流泪。科学家们认为，眼泪不仅可以传达痛苦的感觉，还可以携带排出身体在压力期间产生的某些个受欢迎的激素和其他蛋白质，这可能解释了"大哭一场"的宣泄作用。

11 打嗝

打嗝是横膈膜的不自主痉挛，横膈膜是胸部的肌肉膜，在呼吸中起着重要作用。当这块肌肉受到刺激时，通常是由于胃里的食物过多或过少，就会出现这种情况。但奇怪的是，打嗝不仅令人讨厌，而且毫无用处，它们没有什么明显的作用。一种假说认为，它们可能是原始吸吮反射的残留。不管曾经有什么功能，它们现在只不过是一个讨厌的东西。如今，人们只能通过各种有创意的民间疗法来摆脱它们，比如突然受到惊吓。

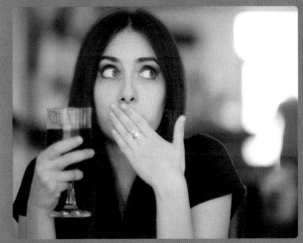

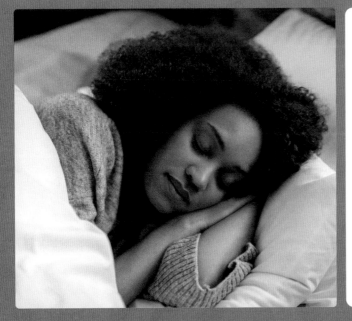

睡觉 12

我们一生中大约三分之一的时间都在睡觉。没有人能坚持几天不睡觉，然而睡眠可能是我们所有活动中最不被理解的。当然，有了它，身体可以进行大量的"维护工作"，从产生清醒时需要使用的化学物质，到发育中的大脑神经元的自我组织。快速眼动睡眠是一种神经高度活跃的睡眠状态，在大脑发育期间每晚会持续更长时间。一些理论指出睡眠对记忆和学习至关重要。它可能有助于将情景记忆根深蒂固地储存起来，也可能只是让我们获得急需的休息，从而让我们清醒。

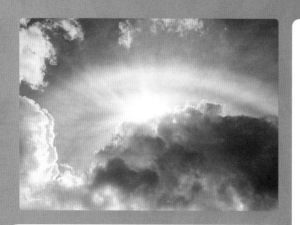

做梦 ⑬

　　睡眠似乎对我们人类起着至关重要的作用，那么做梦呢？我们几乎每晚都在做梦，但它有更大的目的吗？事实上，科学家们并不完全确定人们为什么会做梦。然而，关于做梦目的的理论比比皆是。哈佛大学心理学家迪尔德丽·巴雷特（Deirdre Barrett）提出的一个理论认为，人类做梦是为了解决问题。更具体地说，梦境的高度可视化（有时是完全不合逻辑的）帮助我们以不同于现实生活中的方式思考我们的问题。根据巴雷特的说法，这种"跳出盒子"的思维可能会帮助人们解决他们在清醒时无法解决的问题。

⑭ 死亡

　　好吧，严格来说，死亡并不是一种日常活动。然而，每天都有一大群人死亡。为什么？我们死亡是因为我们的细胞死亡。尽管它们在70多年的时间里一次又一次地自我替换，但它们不可能永远如此。在每个细胞内，染色体末端的端粒包含着遗传信息，这些信息会随着每次细胞分裂而被剪掉。端粒一开始足够长，可以被剪很多次。但最终，它们越来越短，它们保存的信息丢失了，细胞就不能再分裂了。幸运的是，科学家们正在研究如何延长人类的寿命，并认为有一天他们可以将平均寿命延长一倍。

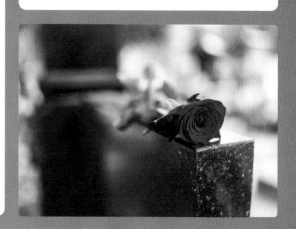

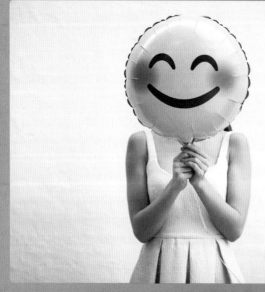

脸红 ⑮

　　事实证明，脸红是人类对社会关注的普遍反映。每个人都不比其他人少脸红。常见的脸红诱因包括会见重要人物、受到赞美以及在社交场合经历强烈的情感。脸红的生物学原理是这样的：脸上的静脉扩张，导致更多的血液流入你的脸颊，产生玫瑰色的肤色。然而，科学家们还不清楚这一切发生的原因，或者它在进化方面有什么功能。

16 接吻

奇怪的是，如果仔细想想，交换口水似乎也很浪漫。事实证明这是一种生物本能。接吻可以让人们用嗅觉和味觉来评估对方是否是潜在伴侣。人们的呼吸和唾液携带着表明他们健康与否的化学信号，如果是女性，还包括她们是否在排卵，对于潜在伴侣来说，这些都是繁殖方面的重要信息。此外，人们鼻子和嘴巴周围的皮肤上覆盖着一层油，其中含有信息素，这是一种化学物质，可以传播一个人的生物构成信息。当人们在一个草率的吻中接收到对方的信息素时，他们或多或少会下意识地被对方产生的性吸引力所吸引，这取决于他们检测到的信息。除了接吻时交换的化学感觉线索外，心理学家还认为，接吻的实际身体行为有助于情侣之间的联系。这一理论得到了催产素这一事实的支持。催产素是一种能增强大多数人的社会性、爱和信任感的激素，接吻时，催产素会涌入大脑。

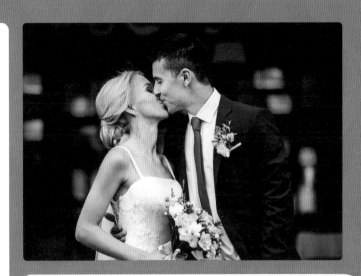

放屁 17

答案可能很臭，但我们吃或喝任何东西都会给体内带入气体。事实上，每天放 1.9 升或者 15~20 次的屁是正常的。然而，特别刺鼻的胀气来自于我们下肠道内的细菌菌落。在将我们吃下去的食物转化为有用的营养物质的过程中，这些分解食物的微生物会产生一种副产品——难闻的硫化氢气体，这种气体散发出的臭味与臭鸡蛋相同。就像我们一样，细菌最喜欢含糖食物。牛奶、水果，当然还有豆类，天然含有的糖会产生最多的屁。

18 大笑

一个奇趣笑话击中了你，随之而来的是一种有趣的感觉：你突然被一种一遍又一遍疯狂大喊大叫的冲动压倒。大笑是很奇怪的，我们为什么要这么做呢？心理学家认为，这种行为是在向他人发出信号，可以传播积极情绪、减轻压力、提升群体凝聚力。出于同样的原因，黑猩猩和猩猩在社交游戏中也会微笑和大笑。事实上，有些理论假设大笑是从喘气进化而来的。当我们的前人类祖先在摔跤玩闹时，他们全都气喘吁吁……最终变成了笑声。

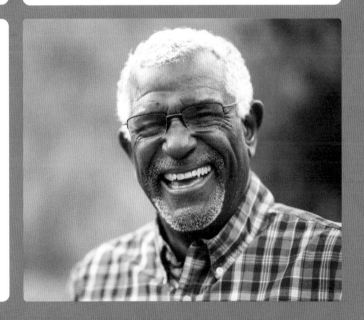

⑲ 眨眼

我们眨眼并没那么奇怪：这个活动只花十分之一秒的时间，便清除了灰尘颗粒，并在眼球上扩散了润滑液体。真正奇怪的是，我们没有注意到世界每隔两到十秒钟就会陷入黑暗！科学家们发现，人类的大脑有一种天赋，可以忽略短暂的视觉黑暗。眨眼这一行为抑制了大脑中负责检测环境变化的几个区域的活动，因此你对周围世界的感知是连续的。

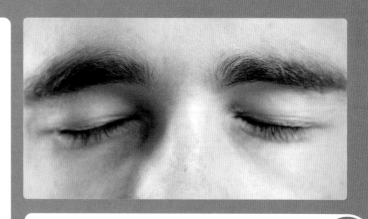

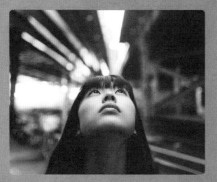

走神 ⑳

无论我们多么努力地想把注意力集中在日常任务上，比如刷牙或排队买咖啡，我们都无法阻止自己的思绪走神。幸运的是，这种奇怪的无意识认知实际上是一件好事，对创造力和想象力至关重要。神经科学研究表明，我们的注意力并不会完全集中在一个枯燥而熟悉的外部刺激上，而是时断时续，我们有 13% 的时间在"走神"。在"走神"的这段时间里，我们可以自由地沿着内在的意识流漂浮，跟随我们的思想去它随机带我们去的任何地方，也许会到达一个"我发现了！"（eureka）的瞬间，或者至少是产生一个自发的有趣的想法。

㉑ 3D 视觉

嘿，等一下……两只眼睛是怎么产生 3D 视觉的？这实际上是一种思维把戏（确切地说，是三种把戏）。首先，我们的大脑利用了"双眼差异"，即左右眼看到的图像之间的细微差异。我们的大脑使用一个场景的两个扭曲版本来重建其深度。对于一个近距离的物体，大脑会记录我们眼睛的"会聚"，或者眼睛聚焦物体的角度，以确定它离我们有多远。当我们在看移动中的物体时，我们则下意识地通过记录"视差"来衡量距离。也就是当我们经过近距离和远距离物体时，它们相对于我们的移动速度的差异。

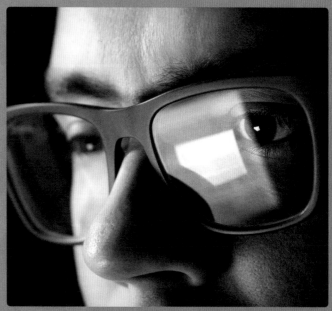

22 针刺感

打到你的麻筋儿可不好玩。跷二郎腿的时间过长，或者半夜醒来发现一只似乎已经死去的手渐渐恢复了知觉，也一样不好玩。是什么导致了这种可怕的针刺感呢？当你在神经上施加了过多的重量或压力，暂时抑制了它的功能，然后再解除压力，就会发生这种情况。随着神经逐渐恢复正常，我们的大脑不知何故将其解释为针刺感。

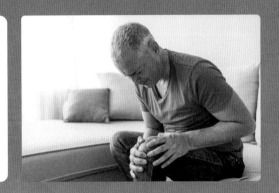

剃毛发 23

无论你是一个与腋毛或阴毛做斗争的女人，还是一个与胡须做斗争的男人，剃毛发是现代人的常态，以至于不剃掉身体某些部位的毛发会让很多人觉得没有吸引力。但奇怪的是，这种由文化决定的行为其实与我们自己的进化相违背。毕竟，腋毛和阴毛的进化是为了帮助捕捉信息素。我们散发这些有气味的化学物质的唯一目的是吸引配偶，而我们现在却认为它们的气味刺鼻，捕捉住这些化学物质的毛发值得刮掉，这就很奇怪。此外，胡须的进化是为了帮助女人区分男人和男孩，它们表明一个男人已经成熟，并凸显了体现其男子气概的下巴线。尽管如此，如今大多数男性还是选择把脸刮得干干净净。

24 冒险

尝试冒险可能致命，跳伞和登山频繁发生致命事故就是一个例子。所以，为什么我们不好好待在家里看剧呢？为什么会有做危险事情的冲动？心理学家说，冒险源于我们想给潜在伴侣留下深刻印象。男性比女性面临更多的性内竞争，因此他们必须更公开地通过大胆冒险来宣传自己的性健康。这就解释了为什么群体中的男性更倾向于冒险。尽管女性通常更不愿冒险，但每个人都努力在某些场合给人留下深刻印象。

区分性别 25

性是我们繁衍后代的方式。但为什么一开始就有两种性别，而不是由无性繁殖个体组成的单性种群呢？在实验室的实验中，由于无性生物的母亲数量是有性生物的两倍，前者的种群增长速度也相应是后者的两倍。生物学家给出的最佳答案是"红皇后"假说，该假说认为生物体及其身上的寄生虫都在不断进化，以应对彼此的基因突变，保持整体平衡。性给寄主生物带来了一种优势，它允许两个个体重组它们的基因，在它们的后代中创造新的、罕见的基因组合，从而给共同进化的寄生虫带来新的挑战。

关于记忆的 5 个奇怪事实

记忆可以是一件有趣的事情。它在让我们记住童年事件的微小细节的同时，却让我们想不起来钥匙放在哪里了

■ 撰文：巴哈尔·格里珀尔

门会破坏记忆 ①

你是否有过这样的经历，发现自己在一个房间里，却不记得自己为什么会在那里？研究人员表示，这可能是门造成的。穿过一道门的行为可能会向大脑暗示，一个新的场景已经开始了，它应该把之前的记忆储存起来，结果奇怪地导致记忆缺失。"进出一道门，在大脑中起到了'事件边界'的作用，大脑将活动片段分开，并将它们归档，"圣母大学（University of Notre Dame）的心理学家加布里埃尔·拉德万斯基（Gabriel Radvansky）解释说，"要回忆起在之前的房间里做出的决定或活动是很困难的，因为它已经被划分开了。"事件边界是有用的，因为它们帮助我们组织好我们的心理时间线，不仅记住事件发生的地点，而且记住事件发生的时间。

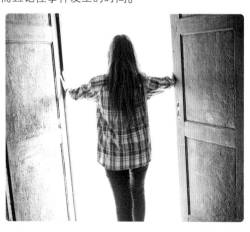

心理消除活动 ②

虽然罕见，但某些活动会导致暂时的记忆丧失和脑雾，称为短暂性全面遗忘症。例如，据报道，性行为会导致这种记忆问题，患者会忘记过去一天左右的事情，并且很难形成新的记忆。

患有短暂性全面遗忘症的人不会遭受严重的副作用，记忆问题通常在几个小时内消失。但目前尚不清楚这是怎么发生的，对患有这种失忆症的患者的脑部扫描显示，他们的大脑没有受损或中风的迹象。

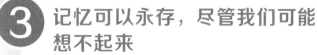

3 记忆可以永存，尽管我们可能想不起来

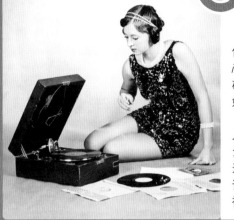

被遗忘的歌曲会在我们不知情的情况下继续存在于我们的脑海中吗？2013年发表在《神经学前沿》（*Frontiers in Neurology*）期刊上的一篇报告中讲了一个奇怪案例，研究人员描述了一名女性，她对一首歌曲产生了音乐幻觉，她自己不知道这是什么歌，但别人知道。研究人员写道："据我们所知，这是第一次有人报告对自己不知道但周围人都知道的歌曲产生了音乐幻觉。"科学家们说，这位女士可能是在某个时候知道这首歌，但后来忘记了。他们说，这个案例提出了一个问题，即被遗忘的记忆发生了什么，该案例表明记忆可以某种形式存储在大脑中，使它们能够被访问，但却无法被识别。

我们可能被设计好了要忘记婴儿期 4

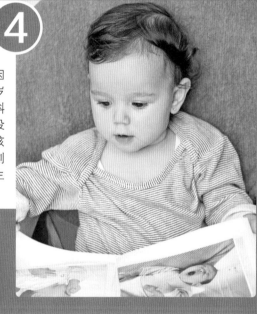

我们最早的童年记忆会褪色，这可能是有原因的。通常情况下，人们记不起他们在生命早期（3岁或4岁之前）的任何记忆，这被称为婴儿健忘症。科学家们此前认为，早期记忆是存在的，孩子们只是没有语言技能来表达它们。然而，最近的研究表明，孩子们在早期确实会有记忆，但随后会通过某种机制刻意遗忘。对此，一种解释认为，发育中的大脑在产生细胞的同时，会清除储存的记忆。

脑损伤可能会导致健忘 5

由于大脑中负责形成、保持和回顾记忆的结构受到损伤，记忆有可能还没来得及储存就失去了。这些区域的损伤会导致奇怪的健忘症。在其中一个研究最多的案例中，患者H.M. 在治疗癫痫的手术中被切除了海马体，结果失去了形成任何新记忆的能力。另一个著名的案例记录了病人 E.P. 的故事，他在病毒引起的大脑炎症后遭遇了类似的命运。

梦话的解释

本章是关于你说梦话时说了什么的

■ 撰文：妮科尔·爱迪生（Nicole Edison）

担心自己说梦话时会说一些让自己后悔的话吗？你的担心可能是有道理的：根据 2018 年法国的一项研究，你午夜的喃喃自语可能比你想象的更消极、更无礼。

研究人员在睡眠实验室连续一到两个晚上记录了 230 名成年人的近 900 句夜间话语。因为梦话是一种相对罕见的事件，该研究中的大多数受试者都有某些类型的睡眠障碍，或异态睡眠——也就是在睡眠中会发生不寻常行为。

记录之后，研究人员对受试者夜间的言语、沉默、语气、礼貌和辱骂性语言进行了分析。研究人员将它们与最大的法语口语库进行了对比，以了解睡眠语言与日常法语口语在形式和内容上的匹配程度。结果发现，大多数（59%）的夜间话语要么不可理解，要么是非语言的，包括喃喃自语、窃窃私语或大笑。

令人惊讶的是，可理解的梦话中有大量是冒犯性或攻击性的：24% 的话语包含负面内容，22% 的话语含有"肮脏"语言，近 10% 的话语包含某种形式的"不"字（但在醒着时的语言中只有 2.5%）。"F"词也经常出现——它是梦呓中最常说的词之一，出现的频率为 2.5%，而醒着时出现的频率仅为 0.003%。总的来说，在睡眠中说的所有句子中有 10% 包含脏话。

为什么梦话如此消极？根据这项研究，这些发现可能反映了所谓的"威胁模拟理论"。这一理论对梦的功能提供了一种解释。该理论认为，梦是一种模拟，有助于"训练"人们应对清醒时可能发生的威胁，该理论为做梦提供了一种进化目的。

尽管在睡眠中所说的内容可能更令人反感和讨厌，但反过来看这些话与人们醒着时所说的非常相似。梦话倾向于保持语法正确，并遵循日常用语的停顿和给定陈述中使用的单词数量。

总的来说，对睡眠语言的研究表明了大脑功能的复杂水平，可以帮助科学家更深入地了解梦的目的和过程，即使与此同时，它也暴露了我们不那么讨人喜欢的一面。

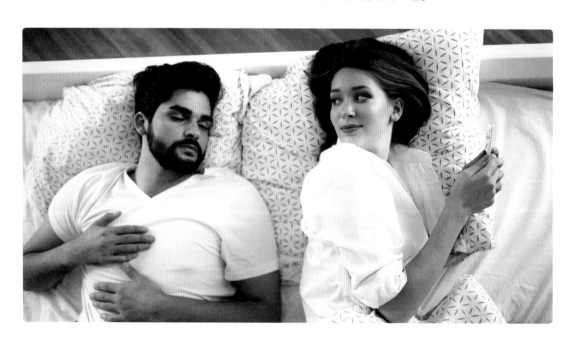

为什么牙齿会变黄？

许多因素都会影响你的牙齿颜色，使它们变黄

■ 撰文：艾琳娜·布拉德福德

虽然明星和模特可能拥有珍珠般洁白的牙齿，但大多数人的笑容都不太动人。但这不应该太令人惊讶。许多因素都会影响你的牙齿颜色，使它们变成可怕的黄色，这可能会让一些人对自己的外表感到不安，不愿微笑。牙齿变色的原因可以分为两大类：外源性污渍和内源性污渍。

外源性污渍会影响牙釉质表面，通常可以去除或矫正。这些污渍可能是由多种因素引起的，包括烟草中的焦油和尼古丁，葡萄酒和茶中的单宁，以及深色的食物和饮料。根据经验，任何会弄脏衣服的食物或饮料也会弄脏你的牙齿。此外，一些水果和蔬菜，如葡萄、蓝莓、樱桃、甜菜和石榴，也有可能使牙齿染色。这些东西富含色素，产生色素的物质会粘在牙釉质上。酸性食物和饮料会腐蚀牙釉质，使色素更容易附着在牙齿上。

对牙齿护理不足，比如刷牙和使用牙线不够、不定期洗牙，都不利于清除产生污渍的物质，导致牙菌斑在牙齿上积聚，从而导致变色。

内源性污渍发生在被称为牙本质的牙齿内部，这使得这些污渍更难清除。许多药物和医学治疗都会导致牙齿粘上内源性污渍，包括某些抗生素、抗组胺药、处方强度的漱口水、化疗和放射治疗等等。

除了牙渍，导致牙齿变色的其他原因还包括遗传、年龄、疾病和伤害。遗传也是有些人的牙釉质天生就比其他人更亮或更厚的原因。你的牙齿可能天生就比别人的更黄（或更白），部分原因与牙釉质的厚度有关，牙釉质是半透明的。如果你的牙釉质很薄，那么你的牙本质的真实颜色黄色就会显露出来。年龄会使你的牙齿颜色变暗：随着年龄的增长，外层的牙釉质会变薄，使牙齿看起来更黄。

你知道吗？
牙齿颜色也会受到疾病的影响，比如感染或黄疸

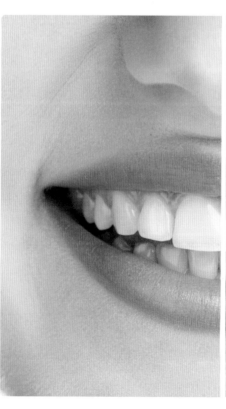
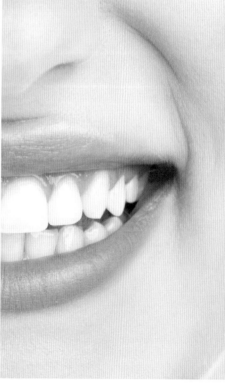

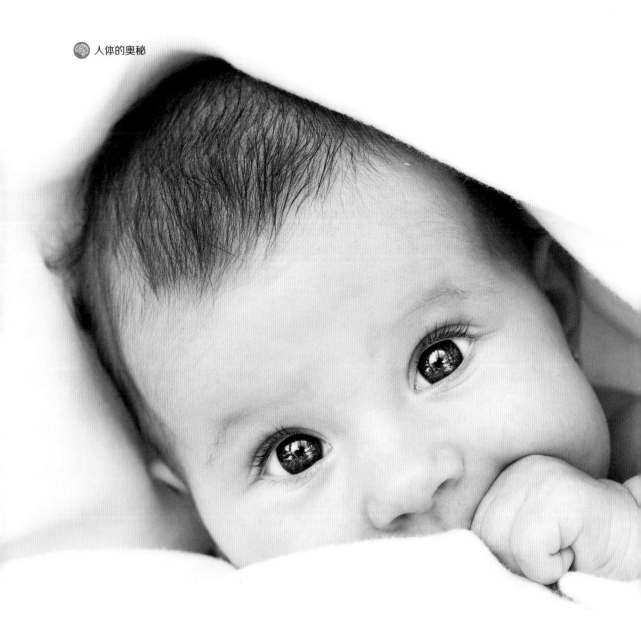

为什么婴儿几乎不眨眼？

盯着婴儿的眼睛看，你可能会注意到一件奇怪的事情：他们很少眨眼

■ 撰文：巴哈尔·格里珀尔

大量研究表明,成年人平均每分钟眨眼15次。但新生儿和婴儿眨眼的频率要低得多——每分钟只有几次,有些婴儿甚至一分钟只眨眼一次。

"平均每分钟眨眼两到三次——所以,显然频率很低。"纽约州立大学奥斯威戈分校(State University of New York at Oswego)的心理学教授利·巴彻(Leigh Bacher)说。这可能看起来只是一件奇怪的小事,但研究人员认为,婴儿眨眼也许能让我们了解这些小小人儿神秘的大脑。这是因为眨眼是由大脑的多巴胺调节的,多巴胺是一种可以让脑细胞进行交流的神经递质。因此,研究婴儿眨眼可以帮助我们更好地理解这种重要的神经递质是如何在小孩子身上起作用的。研究表明多巴胺和眨眼之间存在联系,因为影响多巴胺的条件或药物也会改变眨眼的频率。精神分裂症患者眨眼更频繁,部分原因可能是多巴胺过多。相反,在由神经元(产生多巴胺)死亡引起的帕金森氏症中,眨眼明显减少。服用提高多巴胺水平的药物会使眨眼率回升。但多巴胺还具有多种其他功能,从控制运动和荷尔蒙水平,到学习和动机。因此,婴儿的眨眼频率可能揭示了多巴胺系统的发展,甚至可能反映了婴儿神经系统某些方面的个体差异,巴彻说。

"自发眨眼在临床上可能是有用的——作为神经行为发展的一个额外信息来源。"巴彻说。然而,她谨慎地表示,还需要更多的研究来理解婴儿眨眼较少的原因。因为眨眼的一个功能是保持眼睛润滑,有研究人员提出,婴儿眨眼比我们少,是因为他们的小眼睛不需要那么多的润滑。另一种观点是,拥有全新视觉的婴儿,必须很努力才能获得他们需要的所有视觉信息。"当你在做对视觉或注意力要求很高的事情时,你眨眼的次数往往更少。"巴彻说。在患有计算机视觉综合征的成年人中也可以看到类似的现象,这种情况下,看电脑对视觉的高要求导致眨眼减少,进而导致眼睛干涩。

然后是多巴胺系统。一些研究人员认为,新生儿眨眼频率降低是由于多巴胺系统不发达。"我不认为这些因素是相互排斥的。"巴彻说。巴彻和她的同事们进行研究,通过测量眨眼次数来了解婴儿。她说,与脑成像和其他技术相比,眨眼只是一种很弱的测量手段,但它是非侵入性的。它能作为多巴胺活动的衡量标准吗?如果是,它可能有助于预测个性和认知能力的个体差异,以及在以后的生活中患多巴胺相关疾病——如注意力缺陷多动障碍(ADHD)甚至帕金森病——的风险。巴彻说,这些都是推测的,但值得研究。

"在疾病发展早期寻找征兆将会越来越有价值,"巴彻解释说,"不过,要弄清楚该找什么,还需要大量的调查工作。"

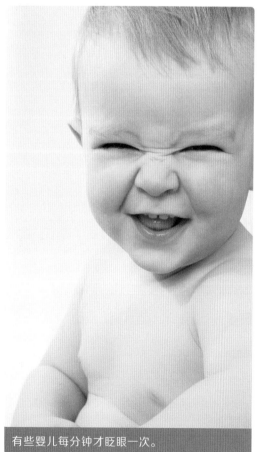

有些婴儿每分钟才眨眼一次。

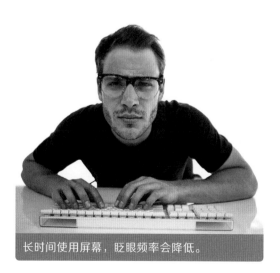

长时间使用屏幕,眨眼频率会降低。

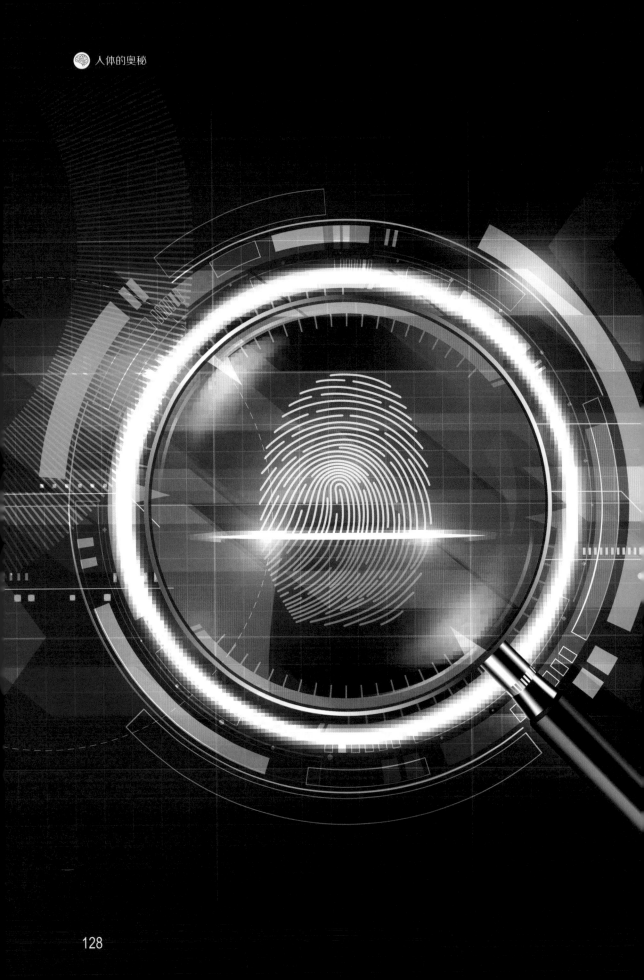

政府所掌握的关于你身体的 6 项数据

以下是美国政府档案中关于你的一些奇怪数据的综述

■ 撰文：萨拉·G. 米勒

腘窝高度

人体的腘窝区域在人的膝盖后面，那里有走路时要用到的腘肌，以及腘窝——它是膝盖后面的浅凹陷。20 世纪 60 年代进行的两项全国性调查——一项针对成年人，另一项针对 6 至 11 岁的儿童——统计了这一数据。但是腘窝高度测量在那十年之后就被放弃了。

腘窝高度是当一个人坐下来，脚平放在地板上，膝盖弯曲成 90 度时测量的。研究人员测量了从地板到大腿下方、膝盖后面的高度。一些研究人员想要测量腘窝高度的一个原因，可能是为了弄清楚如何最好地设计让人们感觉舒适的家具或设备。这份 1960—1962 年的报告发现，男性的平均腘窝高度为 43.9 厘米，女性的平均腘窝高度为 39.6 厘米。

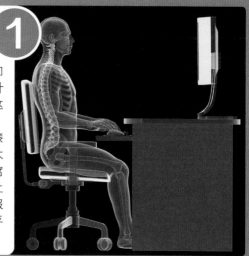

肘托高度

这一测量给人的印象是，在 20 世纪 60 年代的调查中，美国国家卫生统计中心（National Center for Health Statistics）确实关心旅行者的舒适度。

肘托高度是指当一个人的手臂伸直向下时，肘部高出座位的高度，换句话说，就是完美的扶手高度。

据该报告，测量肘托高度时，"身体坐直，肩膀放松，双肘成直角，手指伸直。"研究人员写道，测量的范围是"从座位表面到肘骨最低部分，测量时轻微接触"。

在 1960—1962 年的调查中，男性的平均肘托高度为 24.1 厘米，女性的平均肘托高度为 22.9 厘米。

双肩宽度

双肩宽度是肩宽的一种更复杂的说法，测量的是两侧肩膀顶部最外面的骨点之间的距离。在过去 60 年的政府报告中，这一指标出现了两次：一次是在 1960—1962 年的报告中，另一次是在 1988—1994 年的报告中。在第一次的报告中，男性的平均肩宽为 39.6 厘米，女性的平均肩宽为 35.3 厘米。30 年后，男性的平均肩宽为 40.9 厘米，女性为 36.1 厘米。在第二次的报告中，研究人员指出，双肩宽度是体现体格大小的一个很好的指标。

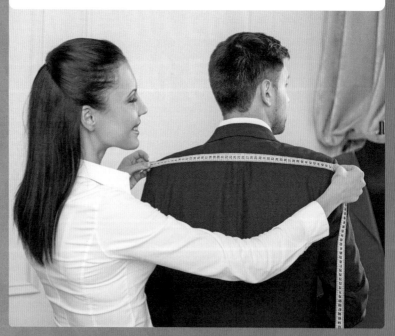

④ 肘部宽度

1971 年至 1994 年间的三份报告包括肘部宽度的测量数据，提供了骨骼质量和尺寸的信息。在 1971—1974 年的报告中，研究人员指出，肥胖（身体脂肪）不会妨碍肘部宽度的测量。研究人员要求受测人员站立，右臂与身体垂直，然后将手臂向上弯曲，在肘部形成 90 度角。用卡尺在最宽处测量肘部宽度。

在 1971—1974 年的报告中，男性的平均肘宽为 7.2 厘米；20 年后，他们的身高增加了 2.5 厘米，平均肘宽为 7.4 厘米。在此期间，女性的平均肘宽也增加了 0.2 厘米——从 6.3 厘米增加到 6.5 厘米。

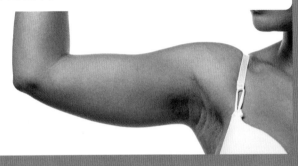

⑥ 上臂围

虽然研究人员多年来的许多测量方法都被搁置了，但令人惊讶的是，美国疾病控制与预防中心一直坚持测量上臂围。美国疾病控制与预防中心在 1960 年至 2014 年间发布的 10 份报告中都包含上臂围的测量结果。

在 1960—1962 年的报告中，男性的平均上臂围为 30.7 厘米；女性的平均上臂围为 28.4 厘米。快进五十年：在 2011—2014 年的报告中，男性的平均上臂围为 34.4 厘米，女性为 32.2 厘米。测量上臂围时，研究人员首先测量上臂的长度，然后测量上臂中点的周长。在设计血压袖带时，上臂围是一个重要指标。

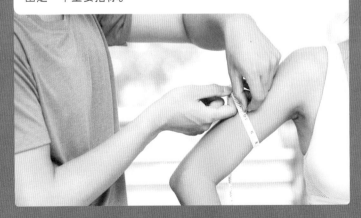

最大小腿围 ⑤

在新千年开始时，流行起测量一个人的最大小腿围：1999—2002 年的报告和 2003—2006 年的报告中都包括了这一数据。研究人员发现，从第一份报告到第二份报告，小腿围的尺寸略有增加。在 1999—2002 年的报告中，男性的平均最大小腿围为 39.1 厘米；在接下来的报告中，平均是 39.5 厘米。对于女性来说，变化更小，从 1999—2002 年报告中的 38.1 厘米增加到 2003—2006 年报告中的 38.3 厘米。测量小腿围时，受试者坐着，脚平放在地板上，然后测量小腿最宽的地方。

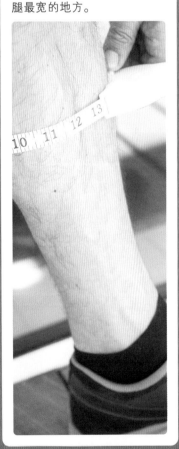

幻嗅

■ 撰文：金伯利·希科克（Kimberly Hickok）

比你以为的还要多的人都受到这种奇怪现象的影响

你是否曾经觉得自己闻到了某种可怕而独特的气味，比如燃烧的橡胶或变质的牛奶，结果却发现其实什么都没有？如果是这样，你和你的鼻子不是唯一遇到这种情况的。2018年的一项研究表明，40岁以上的美国人中约有6%经历过神秘的幻嗅现象。

美国国家耳聋和其他交流障碍研究所（National Institute on Deafness and Other Communication Disorders，简称NIDCD）的流行病学家、该研究的主要作者凯瑟琳·班布里奇（Kathleen Bainbridge）说，在医疗诊所中已经观察到幻嗅知觉，但以前并不清楚这种情况有多普遍。

为了回答这个问题，研究人员求助于国家健康和营养调查（National Health and Nutrition Examination Survey，简称NHANES），这是一项关于美国人健康的全国性调查。2011年至2014年间进行的调查包含了一个关于气味感知的问题："你有时会在没有气味的情况下闻到令人不适的、难闻的或燃烧的气味吗？"

调查结果来自7300多名年龄在40岁或以上的参与者，研究作者估计，该年龄段的美国成年人中有6.5%的人能闻到虚幻的气味，其中约有三分之二是女性。与那些认为自己身体健康的人相比，这种现象在那些认为自己的健康状况一般或较差的人身上更为常见。持续的口干和严重的头部损伤史可能导致幻嗅频率增加。

科学家们还没有弄清楚这种令人误解的嗅觉的根本原因。班布里奇解释道："这种情况可能与鼻腔中过度活跃的气味感知细胞有关，也可能与大脑中理解气味信号的区域出现故障有关。"

只有11%经历过幻嗅的人说他们曾经和临床医生讨论过这个问题——这表明尽管嗅觉很重要，但它经常被忽视。NIDCD的代理主任朱迪思·库珀（Judith Cooper）在声明中说："气味会对食欲、食物偏好以及闻到火灾、煤气泄漏和变质食物等危险信号的能力产生很大影响。"

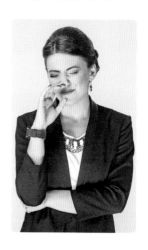

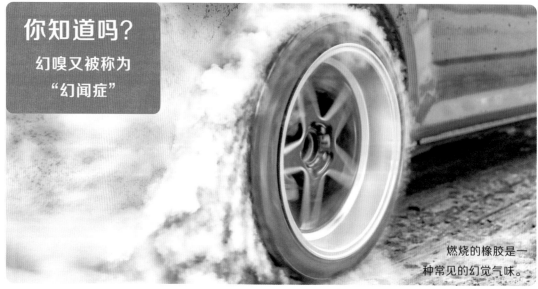

你知道吗？

幻嗅又被称为"幻闻症"

燃烧的橡胶是一种常见的幻觉气味。

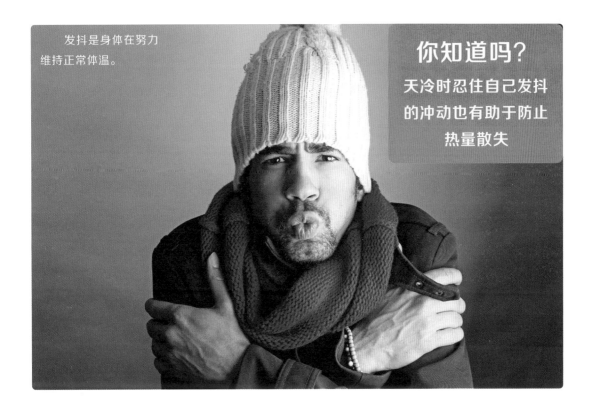

发抖是身体在努力维持正常体温。

你知道吗？
天冷时忍住自己发抖的冲动也有助于防止热量散失

为什么我们会发抖？

发抖本质上是身体保持体温的最后努力

■ 撰文：趣味科学网的员工

科学家们已经弄清楚了为什么当寒风呼啸而过时，你的皮肤会绷紧，牙齿会打战：大脑的神经系统会监控皮肤的温度，并决定什么时候开始发抖。

发抖是一种自发的、潜意识的身体功能，目的是自我调节。其他所谓的体内平衡功能包括调节呼吸频率、血压、心率和体重。

俄勒冈健康与科学大学的研究员中村和宏说："发抖实际上是骨骼肌产生热量的过程，需要消耗相当多的能量，通常是身体在严寒环境中维持内部温度的最后一种策略。"

中村和他的同事们对老鼠进行了研究，追踪了这种啮齿动物的发抖感觉通路，具体是从皮肤开始，一直延伸到大脑中被称为臂旁外侧核（lateral parabrachial nucleus）的特殊细胞。然后，这些细胞将信息传递给大脑的另一部分，即视前区（preoptic area），该区域决定身体何时应该开始发抖。

对老鼠的研究被认为可以直接适用于人类，因为之前的研究已经表明，这两个物种在感知和调节热量方面有很多相似之处。该研究还发现了有意识和潜意识温度感知机制之间的联系。

"这项研究有一个方面令人感到惊奇，它显示了调节发抖的感觉通路（可以认为是大脑的线路），与有意识地感知寒冷的感觉通路是平行的，但并不是同一个感觉通路，"中村说，"换句话说，你的身体会同时使用两种不同但彼此相关的感觉系统（一种是有意识的，另一种是潜意识的）来感知寒冷。"

中村表示，研究人员在大脑中发现的感觉系统似乎也在运作其他的温度控制机制，比如限制血液流向皮肤。

为什么我们记不住自己做的梦？

你一生中有三分之一的时间都在睡觉，其中很大一部分时间都在做梦。但大多数情况下，你都不记得自己做过的任何梦

■ 撰文：巴哈尔·格里珀尔

即使有些时候你很幸运，醒来之后梦的记忆还在你脑海中飘荡，但很有可能在短短一分钟内，你的记忆又凭空消失了。在现实生活中，如果很快就忘掉最近发生的事情，那你可能会去看医生。但是，忘记梦却很正常。这是为什么？

"我们通常会快速忘记梦境。很可能那些不爱讲述梦境的人更容易忘记。"澳大利亚墨尔本莫纳什大学（Monash University in Melbourne）的神经科学家托马斯·安德里永（Thomas Andrillon）说。如果醒来什么都不记得，你可能很难相信自己做了个梦，但研究持续表明，即使是那些数十年甚至一辈子都不记得一个梦境的人，也确实在醒来的时候记得自己做了梦，如果是在合适的时候醒来的话。

尽管确切的原因还不完全清楚，但科学家们已经对睡眠中的记忆过程有了一些深入的了解，从而提出了一些想法来解释我们记不住梦境的原因。

你是清醒的，但你的海马体是清醒的吗？

根据《神经元》（Neuron）期刊 2011 年发表的一篇研究，当我们进入睡眠时，并非大脑的所有区域都同时停止工作。研究人员发现，最后一个进入睡眠的区域是海马体，这是一种位于大脑半球内的弯曲结构，对于将信息从短期记忆转移到长期记忆至关重要。

如果海马体是最后进入睡眠的，那么它就很有可能是最后醒来的。安德里永表示，所以可能你的短期记忆中有一个窗口，让你醒来时还记得自己做的梦，但由于海马体还没有完全清醒，所以你的大脑无法保持这段记忆。

这也许解释了为什么关于梦的记忆如此短暂，但这并不意味着你的海马体工作不积极。事实上，在你睡觉时这个区域仍在积极工作，不过它似乎是在储存和照顾现有的记忆来巩固它们，而不是倾听新的经历。醒来后，大脑可能需要至少 2 分钟来启动记忆编码能力。在 2017 年发表在《人类神经科学前沿》（Frontiers in Human Neuroscience）期刊上的一项研究中，法国的研究人员监测了 36 个人的睡眠模式，其中 18 个人

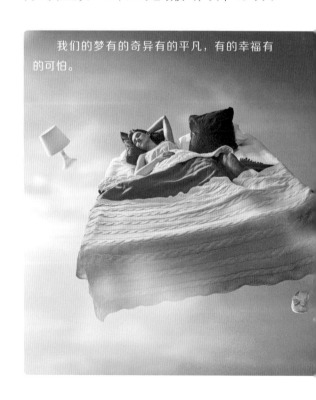

我们的梦有的奇异有的平凡，有的幸福有的可怕。

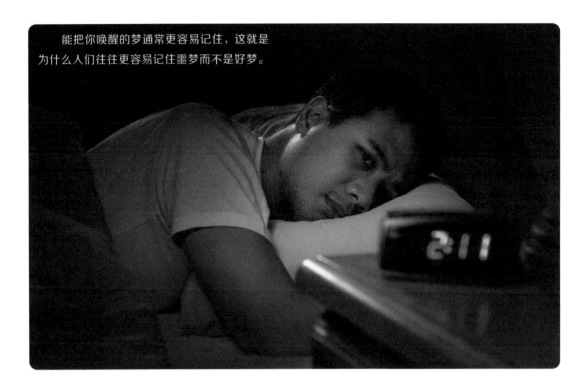

能把你唤醒的梦通常更容易记住，这就是为什么人们往往更容易记住噩梦而不是好梦。

几乎每天都记得自己的梦，另外 18 个人基本记不住。研究团队发现，与记不住梦境的人相比，能记住梦境的人在夜晚会更频繁地醒过来。能记住梦的人在半夜醒来的时间平均为两分钟，而记不住梦的人醒来的时间平均为一分钟。

神经化学汤

我们在睡眠中编码新记忆的能力差，还与乙酰胆碱和去甲肾上腺素这两种神经递质水平的变化有关，这两种神经递质对保持记忆特别重要。当我们入睡时，这两种化学物质急剧下降。

然后，当我们进入快速眼动睡眠（REM）阶段时，奇怪的事情发生了。最生动的梦就发生在这个阶段，此时乙酰胆碱恢复到清醒时的水平，但去甲肾上腺素却保持在低水平。

科学家们还没有解开这一谜题，但一些人提出这两种神经递质的特殊组合可能就是我们忘记梦境的原因。根据 2017 年发表在《行为与脑科学》（Behavioral and Brain Sciences）期刊上的一项研究，乙酰胆碱的增加会使大脑皮层处于类似清醒的状态，而低水平的去甲肾上腺素则降低了我们回忆起在这段时间内精神冒险的能力。

有时候你的梦就是不值得记住

你还记得你今天早上刷牙的时候在想什么吗？我们的思维总是在游荡，但我们会把大多数想法都当作无关紧要的信息丢弃。已故梦研究者、塔夫茨大学医学院（Tufts University School of Medicine）精神病学教授欧内斯特·哈特曼（Ernest Hartmann）在给《科学美国人》（Scientific American）的供稿中写道：梦，尤其是平凡的梦，可能就像我们做白日梦时随机产生的无聊想法，被大脑认为毫无用处，不值得记住。

但更生动、更情绪化、更连贯的梦似乎更容易被记住——也许是因为它们更容易让人在半夜醒来，而它们有组织的叙述方式使它们更容易被储存，安德里永说。

如果你想尽可能回忆起梦境，你可以试试以下几个技巧。哈佛医学院（Harvard Medical School）精神病学副教授罗伯特·斯蒂克戈尔德（Robert Stickgold）建议在睡前喝水，因为喝水会让你起夜上厕所。斯蒂克戈尔德在接受《纽约时报》（The New York Times）采访时表示，这些"半夜醒来的人经常会回忆起梦境"。

一些研究表明，当你上床睡觉时，反复提醒自己你想记住你的梦可能会增加机会，写梦日记也是如此。醒来后，紧紧抓住那些易逝的梦的记忆：闭上眼睛，保持不动，一遍又一遍地回放梦的记忆，直到你的海马体有机会抓住并正确地存储记忆。

关于思维的 10 个秘密

关于人类，我们还有很多事情不了解，其中很多都跟头脑有关。大脑是一个令人困惑的器官，生与死、意识、睡眠等问题同样令人困惑

■ 撰文：珍娜·布吕纳（Jeanna Bryner）

① 意识

当你早上醒来时，你可能会感觉到太阳刚刚升起，会听到几只鸟儿在鸣叫，甚至当清晨新鲜的空气吹到你脸颊上时，你会感到一丝幸福。换句话说，你是有意识的。这一复杂话题自古以来就困扰着科学界，直到最近，神经科学家才把意识视为一个现实的研究课题。这个领域最大的难题是解释大脑是如何产生主观体验的。到目前为止，科学家们已经围绕这个难题提出了一系列问题。

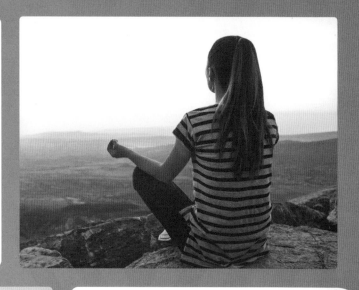

深度冻结 ②

永生或许不现实。但一个名为冷冻学的开创性领域也许可以让一些人拥有两次生命。冷冻中心，如亚利桑那州的阿尔科生命延长基金会（Alcor Life Extension Foundation），将尸体储存在大型桶状容器中，里面装满液氮，温度为负 195 摄氏度（负 320 华氏度）。这背后的想法是，一个死于目前无法治愈的疾病的人，可以在未来找到治愈方法后解冻并复活。已故棒球传奇人物泰德·威廉斯（Ted Williams）的遗体就存放在阿尔科的一个冷冻柜中。跟其他情况下冷冻尸体的方式一样，威廉斯的遗体是头朝下放置的。如此一来，就算容器发生泄漏，大脑仍会淹没在冷冻液体中。目前没有一具冷冻保存的遗体被复活，因为这项技术尚不存在。首要原因是，如果尸体没有在恰到好处的温度下解冻，人体的细胞可能会结冰并爆裂。

③ 永生的秘密

　　永生只出现在好莱坞大片中。但是为什么人类会衰老呢？你天生就有一个强大的工具箱，里面装满了对抗疾病和伤害的工具，你可能认为这些工具应该可以帮助你对抗关节僵硬和其他疾病。但随着年龄的增长，身体的修复机制会衰退。实际上，你的身体对伤害和压力的抵抗力会下降。关于人们为什么会衰老的理论可以分为两类：一是与其他人类特征一样，衰老可能只是人类遗传学的一部分，从某些方面来看是有益的；二是有不太乐观的观点认为，衰老没有目的，只是一个人一生中发生的细胞损伤的结果。然而，少数研究人员认为，科学最终将延缓衰老，至少能使人的寿命延长一倍。

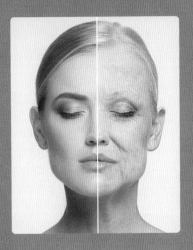

④ 先天和后天

　　关于我们的思想和性格是由基因还是环境控制，长期存在着争论，科学家们正在构建大量令人信服的证据，以证明可能是其中之一或两者兼而有之！人类已有能力研究个体基因，这些研究指出有许多人类特征是我们几乎无法控制的，但许多领域已经证明，同辈压力或家庭教养对我们是谁以及我们的行为有重大影响。

⑤ 逗乐大脑

　　笑是最难理解的人类行为之一。科学家们发现，在开怀大笑时，大脑有三个部分被激活：一个是帮助你理解笑话的思考区域，一个是让你的肌肉运动的运动区域，还有一个是引发"眩晕"感觉的情感区域。但是我们不知道为什么有人会因为愚蠢的笑话而大笑，而另一个人会在看恐怖电影时咯咯地笑。约翰·莫瑞尔（John Morreall）是威廉与玛丽学院（College of William and Mary）幽默研究的先驱，他发现笑是对不协调——不符合传统期望的故事——的一种有趣反应。幽默领域的其他人指出，笑是向另一个人发出信号的一种方式，表明这个动作意味着"好玩"。不过有一件事是明确的：笑会让我们感觉更好。

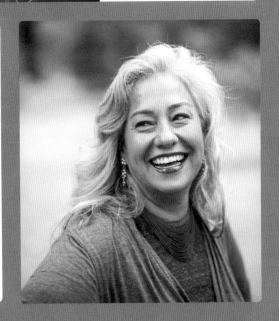

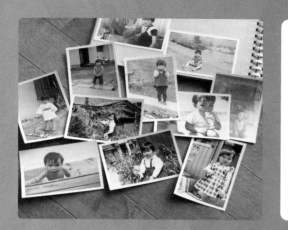

回忆通道 ⑥

　　有些经历很难忘记，比如你的初吻。但人是如何保存这些私人画面的呢？利用脑成像技术，科学家们正在揭秘负责创造和储存记忆的机制。他们发现，位于大脑灰质中的海马体可以充当记忆盒。但这个储藏区不太会区分真假。事实证明，真实记忆和虚假记忆都激活了相似的大脑区域。为了提取真实的记忆，一些研究人员要求受试者在情境中回想记忆，如果事件实际没有发生，这样做就要困难得多。

⑦ 任务控制

　　位于大脑下丘脑的视交叉上核，也称为生物钟，使身体遵循24小时的昼夜节律。昼夜节律最明显的影响就是睡眠－清醒周期，但生物钟也会影响消化、体温、血压和激素的产生。研究人员发现，光线强度可以通过调节褪黑激素来调节生物钟。最近的争论是补充褪黑激素是否有助于预防时差反应——当你在跨时区旅行后产生的昏昏欲睡、疼痛的感觉。

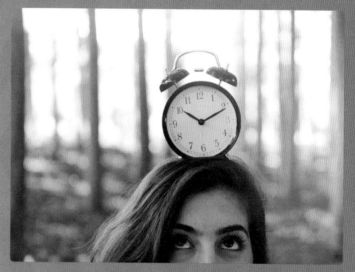

幻觉 ⑧

　　大约80%的截肢者可能会感受到已经失去的肢体还有感觉，包括温暖、瘙痒、压力和疼痛。经历过这种"幻肢"现象的人感觉好像失去的肢体还在那里。一种解释是，肢体切断处的神经区域与脊髓建立了新的连接，并继续向大脑发送信号。另一种可能性是，大脑是以"硬连线"方式运作的，也就是说身体残缺状态下大脑的运作方式仍保持与身体完整状态下一致——这意味着大脑拥有身体所有部分的蓝图。

9 睡眠侦探

果蝇会这么做，老虎会这么做，而人类似乎总是乐此不疲。我们说的是睡眠，它非常重要，我们一生中有三分之一以上的时间都在睡觉。然而，睡眠的根本原因仍然像漫无边际的梦一样令人费解。科学家们知道的一件事是：睡眠对哺乳动物的生存至关重要。长期失眠会导致情绪波动、产生幻觉，在极端情况下甚至会导致死亡。睡眠有两种状态：非快速眼动（NREM）——在此期间大脑表现出低代谢活动，以及快速眼动（REM）——在此期间大脑非常活跃。一些科学家认为，非快速眼动睡眠能让你的身体得到休息，从而储存能量，类似于冬眠。快速眼动睡眠可以帮助组织记忆。然而，这个想法还没有得到证实，而且快速眼动睡眠期间的梦并不总是与记忆相关。

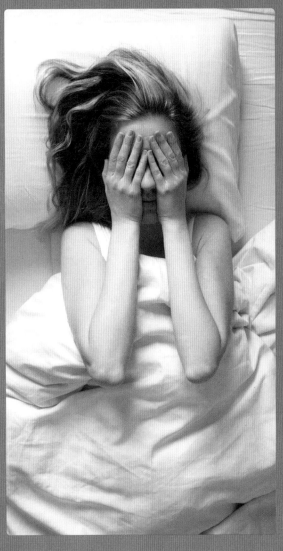

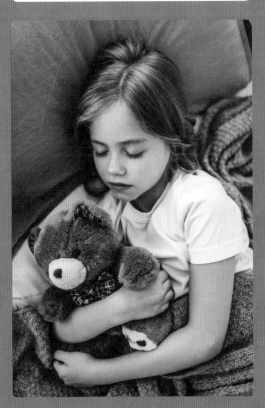

美梦 10

如果你问 10 个人梦是由什么组成的，你可能会得到 10 个不同的答案。这是因为科学家们也不知道答案，他们仍在试图解开这个谜团。一种可能性是：做梦通过刺激脑细胞之间交换突触来锻炼大脑。另一种理论是，人们会梦到白天没有注意到的任务和情绪，这个过程可以帮助巩固思想和记忆。总的来说，科学家们同意做梦发生在你的熟睡状态下，这个状态称为快速眼动。

出 品 人：许 永
出版统筹：林园林
责任编辑：吴福顺
责任技编：吴彦斌
　　　　　马 健
特邀编辑：嘉 嘉
封面设计：墨 非
内文制作：张晓琳
印制总监：蒋 波
发行总监：田峰峥

发　　行：北京创美汇品图书有限公司
发行热线：010-59799930
投稿信箱：cmsdbj@163.com

创美工厂
官方微博

创美工厂
微信公众号

小美读书会
微信公众号

小美读书会
读者群